穴位养生经

跟程博士学 二十四节气

程凯 著

四川科学技术出版社

北京长江新世纪文化传媒有限公司
www.cjxinshiji.com
出品

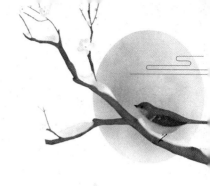

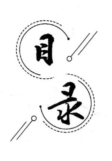

目录

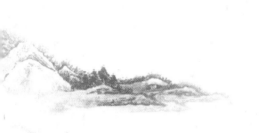

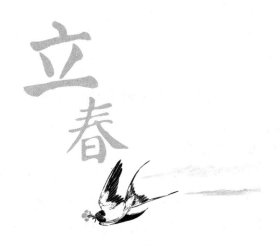

立春保暖护阳

立春物语

立春，农历二十四节气中的第一个节气。立春这个节气是从天文上来划分的，即太阳到达黄经315°时。

《群芳谱》中说："立，始建也。春气始而建立也。""立"是"开始"的意思，自秦代以来，中国就一直以立春作为孟春时节的开始。所谓"一年之计在于春"，春是温暖，鸟语花香；春是生长，耕耘播种。

立春这天"阳和起蛰，品物皆春"，气温、日照、降雨，均开始趋于上升、增多，这是春天的前奏。此时东风送暖，大地开始解冻，而过了立春，万物复苏生机勃勃，一年四季就此开始了。

立春后气温回升，全国大部分地区陆续进入春耕农忙季节。立春节气，副热带急流已开始减弱，隆冬气候已快要结束。但温带急流的强度和位置基本没有变化，蒙古冷高压和阿留申低压仍然比较强大，大风降温仍是盛行的主要天气。但在强冷空气影响的间隙期，偏南风频数增加，并伴有明显的气温回升过程。

立春节气对人体的影响

1. 阳气初升易伤阴

立春节气是春季的第一个节气，人体顺应自然界阳气升发，由"冬三月"阳气蛰伏、阴气旺盛的状态开始向阳气渐升、阴气渐消的状态转变，但整体仍然是阴气占主导地位。若简单地将人体比喻成一个容器，里面盛满水液，其中阴气是凉水，阳气是热水，立春节气时，容器内仍然是凉水多，热水少，但是凉水慢慢开始转化成热水，热水开始增多，这个增多的过程会一直持续到立夏节气。容器的容量是恒定的，热水的增多势必会使凉水减少。所以在这个节气，人体若是调养不当（过食辛辣发物），助长阳气升发太过，或过度耗伤阴液（汗出过多、房事不节、过服温燥之品等），亦容易出现阴伤的表现，临床出现低热、手足心热、午后潮热、盗汗、口燥咽干、心烦失眠、头晕耳鸣等症。

Tip：什么是"发物"？

发物是指富于营养或有刺激性，特别容易诱发某些疾病（尤其是旧病宿疾）或加重已发疾病的食物。在通常情况下，发物也是食物，适量食用对大多数人不会产生副作用或引起不适，只是对某些特殊体质以及与其相关的某些疾病才会诱使发病。

常见的发物

类别	名称	性质
食用菌类	蘑菇、香菇等	性升浮，食之易生风动阳，触发肝阳头痛、肝风眩晕、皮肤疮疡肿毒
海鲜类	带鱼、黄鱼、鲳鱼、蚌肉、虾、螃蟹等	诱发过敏性疾病：哮喘、荨麻疹，催发疮疡肿毒等皮肤病
蔬菜类	竹笋、芥菜、南瓜、菠菜等	诱发皮肤疮疡肿毒
果品类	桃子、杏等	多食桃易生热，发痈、疮、疽、疖、虫疖；多食杏生痈疖，伤筋骨
禽畜类	公鸡、鸡头、猪头肉、鹅肉、鸡翅、驴肉、獐肉、牛肉、羊肉、狗肉、鹅蛋、鸭蛋等	性升浮，食之宜动风升阳，触发肝阳头痛、肝风眩晕等，还易诱发或加重皮肤疮疡肿毒

2. 肝气始旺易恼怒

春应肝，立春节气，肝气亦开始旺盛，若是调养不当，易出现"肝火上炎"，患者会出现易发怒、脾气暴躁、眼睛干涩等症状。

俗话说"大动肝火"，多形容勃然大怒的状态，也就是说肝火旺与外界的刺激有一定的关系。中医认为，肝为"将军之官"主疏泄，主藏血，情志致病易"怒伤肝"，因此，我们往往认为肝火旺导致易怒，但情绪上的大起大落、暴躁易怒也容易刺激肝郁化火，导致肝火上升。因此要降肝火，最重要的方法之一就是畅情志，心平气和，也就是要注意调整心情，稳定情绪。立春时要是睡眠不够或者休息不好也会导致肝火上炎，因为"夜卧血归于肝"，特别是熬夜，在一定程度上也加重了肝脏的负担，容易导致阴虚肝火旺。当肝火旺盛到了一定程度，也会导致失眠，这在一定程度上也跟思虑过度有关系。

3.乍暖还寒易外感

立春节气期间气候的最大的特点就是乍暖还寒：一是日夜温差较大，二是冷空气活动频繁。春季常因冷空气的侵入，气温明显降低，经常是白天阳光和煦，让人有一种"暖风熏得游人醉"的感觉，早晚却寒气袭人，让人备觉"春寒料峭"。随着春季的到来，人体的腠理也从冬日的闭藏状态开始打开，对寒邪的抵抗能力也有所减弱，这个时候，要当心"倒春寒"的侵袭，所以，初春时节不宜过早减少棉衣物，年老体弱者换装尤应谨慎，不可骤减。特别是对体质弱的人来说，在此时节，感冒、发烧是常有的事情。

立春养生原则

1.养阳把握度

《黄帝内经》中记载"春三月，此谓发陈"，春三月，就是从立春开始算起，到立夏为止的这三个月。什么叫"发陈"？发陈就是发芽，陈是旧的，新陈代谢、推陈出新，就是说，从一些陈旧的身体上面产生了新的东西。它是有时令的。有个中药叫茵陈，茵陈是多年生的草本植物，采药的时候可以看到，它每次都是在陈旧的枝干上又长出新的芽，这就叫发陈。

立春，阳气始升，人体也应当适应自然界阳气生发、万物复苏的状态，保养春生之气，较冬日要稍晚睡（此处的晚也应当在11点前）、更早起，穿宽松的衣物，多漫步。在饮食上适当地多吃一些具有辛甘发散性的食物，如油菜、香菜、韭菜、洋葱、芥菜、白萝卜、茼蒿、大头菜、茴香、白菜、芹菜、菠菜等。但多食辛甘发散之品宜诱发或加重疾病，故而，食用需要适度，不可过多食用，尤其是以下食物：

发热之物：薤、姜、花椒、胡椒、羊肉、狗肉等；

发风之物：虾、蟹、鹅、鸡蛋、椿芽等；

发湿热之物：饴糖、糯米、猪肉等；

发积冷之物：西瓜、梨、柿子等；

发动血之物：海椒、胡椒等；

发滞气之物：羊肉、莲子、芡实等；

民间长期食用结论性发物：如魔芋、芋头、泡菜、香菜、韭菜等。

不同的疾病，需要忌口的食物也有所不同：

皮肤瘙痒病：少吃韭菜；

肝火旺：别吃公鸡肉；

易过敏：少吃海鲜；

中风：要禁热性鱼；

呼吸系统疾病：忌羊肉；

口腔溃疡：少吃香菇、腐乳；

荨麻疹、丹毒、湿疹、疮疖、中风、头晕目眩等病症：不宜食用鱼、虾、蟹、贝、猪头肉、鸡肉、鹅肉、鸡蛋等；

各种出血性疾病：不宜食用胡椒、羊肉、狗肉、烧酒等；

溃疡病、慢性胃炎、消化不良等病症：不宜食用白酒等。

2. 调情以护肝

中医认为"春应肝"，立春节气在养生上要注重护肝。传统医学认为肝喜条达而恶抑郁，春季养肝，要注重调畅情志，既要力戒暴怒，更要忌心情忧郁，做到心胸开阔、乐观向上，保持心境愉悦。情志畅达，则肝气顺，肝气顺，则五脏和谐。

饮食上需要注意的是，根据中医基础理论中五脏与五味的对应关系，酸味入肝，具收敛之性，不利于阳气的生发和肝气的疏泄，所以不宜多食酸性的食物，如橙子、橘、柚、杏、木瓜、枇杷、山楂、橄榄、柠檬、石榴、乌梅等。忌食洋葱、花椒、肉桂、茴香等，贝类海鲜水产品也应少吃，因为这些食物都会加重肝脏的负担，容易引发肝脏的疾病。

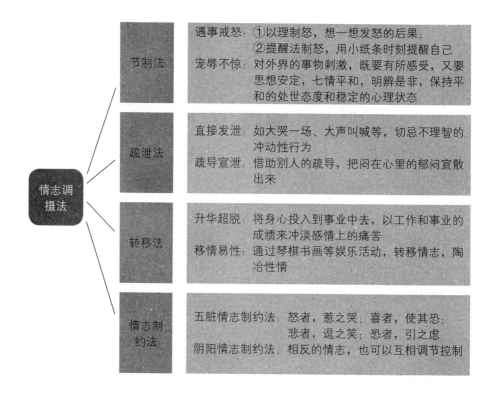

情志调摄法	节制法	遇事戒怒：①以理制怒，想一想发怒的后果；②提醒法制怒，用小纸条时刻提醒自己 宠辱不惊：对外界的事物刺激，既要有所感受，又要思想安定，七情平和，明辨是非，保持平和的处世态度和稳定的心理状态
	疏泄法	直接发泄：如大哭一场、大声叫喊等，切忌不理智的冲动性行为 疏导宣泄：借助别人的疏导，把闷在心里的郁闷宣散出来
	转移法	升华超脱：将身心投入到事业中去，以工作和事业的成绩来冲淡感情上的痛苦 移情易性：通过琴棋书画等娱乐活动，转移情志，陶冶性情
	情志制约法	五脏情志制约法：怒者，惹之哭；喜者，使其恐；悲者，逗之笑；恐者，引之虑 阴阳情志制约法：相反的情志，也可以互相调节控制

3. "捂一捂"保暖护阳气

"春捂秋冻"是民间一条保健谚语，"冬三月"草木凋零、冰冻虫伏，人体新陈代谢相应变慢、抵抗力下降，容易生病，也容易损阳气，稍受风寒，易发宿疾。立春预示着春天的到来，但是气温并不会回升得那么快，阳气初生发，还不能很好地抵抗外寒，故而不建议大家过早地脱掉冬装换上亮丽的春装，尤其是老人和小孩，更应该注意保暖。适当地"捂一捂"可减少疾病，尤其是常见的呼吸系统传染病；"捂"，也能保护阳气，防止阳气在"萌芽"时被寒气所伤。在起居方面也要顺应自然，早睡早起，适当增加室外活动，使身体由"冬藏状态"开始转变以适应春天的到来，使自己的精神情志与大自然相适应，力求身心和谐、精力充沛。

立春经络养生

1. 未病先防

（1）总原则——唤醒身体里的阳气

立春开始，万物生发，阳气经过"冬三月"的闭藏，难免有些"怠惰"了，这个时候，我们可以从外部使把劲，让它"苏醒"过来。

★点揉阳陵泉穴，艾灸或温熨大椎穴、风门穴

阳陵泉位于我们小腿的外侧，腓骨小头前下方的凹陷处；大椎穴位于颈部，低头时，最凸出的那块骨头（第七颈椎）下方的凹陷处；风门穴位于背部，由大椎穴向下摸，第二个骨头下方凹陷（第2胸椎棘突下），旁边约2厘米的地方，左右各一。

除了点揉、艾灸，还有更简便的方法，比如，可以将热毛巾敷在相应的穴位，或者将自己的手掌擦热，多次重复，捂在自己的大椎穴和风门穴之间的三角形区域之内，让这个地方温热起来，以唤醒身体的阳气。

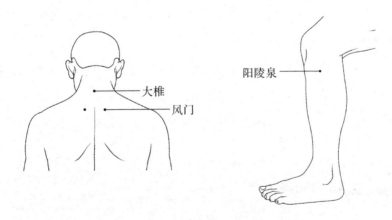

★灸太冲

春季养阳是促进阳气升发，与夏季借助阳气之势不同，要悉心呵护，防止升发不及或过度受遏，特别是初春时节，肝木升发出来的春阳，如同寒风

中的微小烛火，若隐若现，此时自然界温度仍然较低，要注意御寒保暖，不宜过早减衣，以防风寒之邪损及春阳，亦当灸足厥阴肝经原穴太冲以助之。

太冲，在足背，足大趾与足二趾之间，第一、二跖骨结合部之前凹陷处，轻触有动脉搏动处。于立春后五日内以热力深透的黄金艾施灸，连灸三日即可，每天 10 ～ 15 分钟，男灸左，女灸右，灸后太冲脉动将会增强。

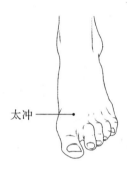

太冲

灸太冲后，若春阳仍升发不旺，可以喝些性温且有疏肝作用的花茶辅之，如茉莉花、玫瑰花、梅花、月季花等，适当佐以入肺宣散之品，帮助驱散冬季聚积在人体内的寒气。

★茉莉花：辛、甘，温。理气，开郁，辟秽，和中。既去寒邪，又助理郁，是春季饮茶之上品。

★玫瑰花：甘，微苦，温。芳香疏理，药性平和，柔肝醒脾，畅气活血。

★白梅花：又名绿萼梅，酸，涩，平。疏肝和胃，调畅气机。

★月季花：甘，温、气味芳香，甘温通利，入肝经血分，功擅活血。

Tip：艾灸的作用

艾灸是将艾叶制成艾炷、艾条后点燃，熏烤相应穴位或者病变部位，通过艾叶燃烧产生的温热刺激，激发脏腑经气达到预防和治疗疾病目的的一种外治方法。

艾灸疗法历史悠久，它是一种极具中医特色的纯绿色外治疗法，受到广大人民群众的喜爱。艾叶辛、苦温，气味芳香，具纯阳之性，可温通经络、散寒调经。现代药理学研究发现，艾叶中的提取物具有抑菌、平喘、利胆、抗过敏等作用。艾灸功效强大，可温经活血通络，其燃烧所产生的温热刺激，具有极强的渗透力，其热量可至肌层深处，从而使全身气血得到推动温煦，使经络透达通畅。物理研究发现，艾灸时会产生红外线辐射，这种红外线辐射能够产生能量并将能量供给机体的免疫功能，为机体新陈代谢供给所需热能，可以调整紊乱的能量信息代谢情况，使机体远离病理状态。艾灸在一定程度上可以从整体上调节人体的特异性免疫功能和非特异性免疫功能。

（2）辨体质，选对穴

在立春节气，以下体质的人还需注意：

★阳虚体质（怕冷族）

立春后，天气仍然寒冷，阳虚体质的人容易出现下肢寒凉的状况，因此下肢保暖非常重要，而下肢的保暖方法中，用艾灸的热刺激方法来刺激涌泉穴配合温灸百会穴特别有益。

涌泉穴位于足掌第二、三跖趾缝纹头端与足跟连线的前1/3与后2/3交点上，在立春的前后三天内，点燃艾条，垂直距离穴位2～3厘米，做原地小范围的旋转，让这里逐渐发热，并且让这个热力能够往脚心渗透。这种方法既可以温补肾阳，又可以滋养肾阴。

百会穴位于头顶，是两耳尖连线与头正中线的交点，具有升阳举陷的作用。温灸5～7分钟，每日一次。

除此之外，还可以睡前或晨起时用掌心擦热足心，以透热为度。或在睡前点按涌泉穴 100 ~ 200 次。

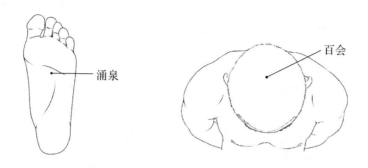

涌泉

百会

★阴虚体质（缺水族）

阴虚体质的人，经常出现口干咽燥、大便干结的现象，总想喝水，所以我们形象地称之为"缺水族"。这类体质的人，本身体内的阴液亏少，阳气处于相对亢盛的状态（但阳气本身的含量是不多的），到立春节气，人体内的阳气随着自然界阳气升发而生发，会进一步拉大阴阳的差距。但是，我们不能因为害怕这一点，而拒绝去唤醒身体的阳气，这样就本末倒置了。我们要弄明白，问题的根本是阴液的亏虚，而不是阳气的过多。立春节气，人体的阳气本就该顺应自然规律，开始由闭藏的状态转为生发的状态，体内阳气的比例就该逐渐增多。阴虚体质的人，经历一个冬季，体内的阳气也是不足的，只是相对阴气而言算多的，因而出现一片虚热内扰的现象。

所以，阴虚体质的人，也必须要唤醒身体的阳气，并且在此基础上滋阴清虚热，可以选用太溪穴、照海穴。

太溪穴，在踝后内侧，内踝尖与跟腱之间的凹陷中。照海穴，在足内侧，内踝尖下 1 寸*，内踝下缘边际凹陷中。在唤醒身体阳气的同时，配合拇指及甲尖掐按太溪、照海穴，每次 1 ~ 3 分钟，可以滋阴清热，改善因阴虚生

---

* 指的是同身寸。

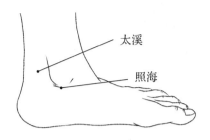

热而出现的焦虑、烦躁、盗汗、潮热等症状。需要注意的是，太溪穴不宜施灸，灸为热性刺激，容易伤阴。

★气虚体质（短气族）

气虚体质的人，说话有气无力，总觉得体力和精力都不足，稍一劳作就有疲劳感，和别人爬相同高度的楼，气虚体质的人就气喘吁吁，我们形象地称之为"气短族"。这一类体质的人，同阳虚体质的人一样，抵抗力低下，因为一动就容易出汗，毛孔大开，非常不耐受风、寒、暑、湿之邪，也很容易感冒。一旦感冒，可以参考阳虚体质，用神阙穴敷贴的方法治疗。

那么要如何预防呢？探其根本，气虚体质的人，主要表现在脏腑功能较弱，尤其是肺脏和脾脏。可以艾灸肺俞穴、脾俞穴，补益脾肺。

肺俞穴，在背部，当第三胸椎棘突下，旁开 1.5 寸；脾俞，当第 11 胸椎棘突下，旁开 1.5 寸。灸背部腧穴时一定要注意防风防寒，可别预防不成，反引来风寒邪气入体。

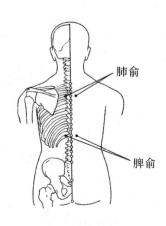

2. 已病防变

（1）风寒感冒

立春节气乍暖还寒，昼夜温差较大，冷空气活动频繁，易外感，多以风寒感冒为主。因是风寒外邪侵犯肺卫所致，手太阴肺经与手阳明大肠经互为表里，故选取手太阴经列缺穴、手阳明经合谷穴以祛风解表；督脉主一身之阳气，加大椎通阳散寒。

列缺穴，双手交叉互握，一手食指尖到达的腕背侧高骨后凹陷中。可与大椎一同，用温灸的方法，以局部红热为度。

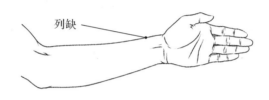

列缺

合谷，当第二掌骨桡侧的中点处。或以一手的拇指指骨关节横纹，放在另一手拇、食指之间的指蹼缘上，当拇指尖下是穴。两手可以交替按摩，用拇指屈曲垂直按在合谷穴上，做一紧一松的按压，频率为每2秒钟一次，即每分钟30次左右。重要的是按压的力量需要有一定的强度，穴位下面要出现酸、麻、胀的感觉，即有"得气"现象为好，这样才能起到防病治病的作用。每次10分钟，按摩完后再喝一杯热开水，出一出汗，感冒就可以缓解。

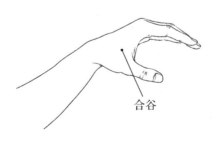

合谷

平时没有感冒症状时也可以经常按摩合谷，但手法要轻柔一些，可以起到预防作用，要知道，感冒可是百病之母啊！

证型鉴别

证型	辨证要点	配穴
风寒感冒	恶寒，无汗，咳痰清稀	风门、肺俞
风热感冒	有汗，咳痰稠或黄	曲池、外关

伴随症状

症状	配穴
头痛	印堂、头维
鼻塞	迎香
咽痛	少商
全身酸楚	身柱

（2）体虚感冒

对阳虚体质和气虚体质的人来说，这个节气更容易感冒，多为低热或不发热。我们都知道，人体的正气是我们的护盾，保护我们不被外邪侵袭，就像国家戍边的军队一样。而阳虚体质的人，正气不足，当外邪进犯时，轻易地就被击溃，外邪长驱直入。只有势均力敌的时候，战争才会打得激烈，若双方实力相差太大，那么战事便会很快产生结果。发热——正邪交争激烈的表现，阳虚体质和气虚体质的人，正气明显不足，而立春，风寒邪气正甚，一强一弱，故而发热不显。

也因正气弱，所以阳虚体质的人，一旦感冒，不能等着身体的正气恢复过来，慢慢将外邪赶出体内，这样病程太长，容易传变，人也遭罪。所以，当发生感冒的时候，可以自己动动手，巧用穴位，祛邪外出。

方法：神阙穴敷贴。

神阙在脐中部，脐中央。取葱白、豆豉、生姜、食盐各20克，将葱白、

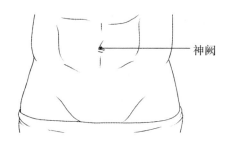

神阙

生姜切碎，与豆豉、食盐混合，放入锅内炒热，然后用纱布包裹，贴敷在肚脐上，对于以怕冷、身痛等症状为主的风寒感冒有很好的预防治疗作用。

神阙穴下有丰富的腹腔静脉网，此处给药，易于吸收，药效速达，方便简单。

扫码看讲座
立春

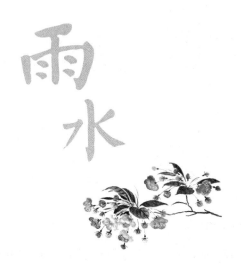

雨水调理脾胃

雨水物语

　　雨水，是二十四节气之中的第二个节气，位于每年正月十五前后（公历2月18～20日），太阳到达黄经330°时为雨水。

　　此时，气温回升、冰雪融化、降水增多，故取名为雨水。《月令七十二候集解》中记载："正月中，天一生水。春始属木，然生木者必水也，故立春后继之雨水。且东风既解冻，则散而为雨矣。"意思是说，雨水节气前后，万物开始萌动，春天就要到了。在《逸周书》中，就有雨水节后"鸿雁来""草木萌动"等物候记载。

　　雨水节气的到来，并不意味着这一天一定要下雨，而是表示冬季少雨的现象结束，从这以后，降水将逐渐多起来。春雨常在夜间降落，这是因为白天的湿热空气入夜变冷凝结的缘故。雨水节气意味着进入气象意义的春天，中国大部分地区气温回升到0℃以上。雨水之后，太阳的直射点由南半球逐渐向赤道靠近，这时的北半球，日照时数和强度都在增加，气温回升较快，来自海洋的暖湿空气开始活跃，并渐渐向北挺进。与此同时，冷空气在减弱的趋势中并不甘示弱，与暖空气频繁地进行着较量，既不甘退出主导的地位，也不肯收去余寒，故而此时的气候仍旧是乍暖还寒，变化无端。

雨水节气对人体的影响

1. 肝旺易克脾

中医认为肝主生发，春季应肝，五行属木，肝气顺应自然界阳气的生发而生发。根据五行生克关系，木克土，肝气旺盛，易克脾土，故春季养生不当容易损伤脾脏，从而导致脾胃功能的下降。尤其是情志调养不当，肝气郁滞，失于疏泄，则易横逆侵犯脾和胃，导致胃失和降、脾失健运，出现抑郁易怒、胸胁胀痛、纳少等病理表现。

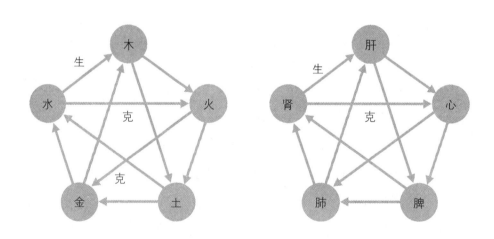

2. 雨水增多，寒湿易困脾

在雨水节气之后，降雨有所增多，空气湿度加大，湿邪较重，易侵袭机体。五脏之中，脾喜燥而恶湿，最易受湿邪侵袭。

雨水不仅表明降雨的开始及雨量增多，而且表示气温的升高。雨水节气前，天气相对来说比较寒冷。雨水后，人们则明显感到春回大地，沁人的气息激励着身心。但是，雨水季节，北方冷空气活动仍很频繁，天气变化多端。故而此节气，寒邪与湿邪多夹而致病，多困犯脾脏。

寒湿困脾的证型及表现

证型	临床表现
肝郁气滞	情志抑郁，喜欢叹气，胸腹胀痛，痛处走窜不定。或感觉喉咙里有异物感
肝郁脾虚	胸部胁部胀痛走窜不定，喜欢叹气，情志抑郁或易怒，吃得少，肚子胀，肠鸣，腹泻，大便溏
肝胃不和	胃部、胁肋部胀痛走窜不定，喜欢叹气、情绪抑郁或易怒，打嗝，恶心呕吐，反酸，不想吃饭
寒湿困脾	胃胀，口中黏腻、寡淡无味，不想吃饭，口不渴，腹痛便溏，头身困重等

3. 气温上升，病菌繁殖，多发流行感冒

温暖而湿润的环境，是病菌繁殖的最佳条件。雨水后，春风送暖，致病的细菌、病毒易随风传播，故春季常易暴发流行性感冒。此时，每个人都应该保护好自己，注意锻炼身体，增强抵抗力，预防疾病的发生。

雨水养生原则

1. 养肝同时需护脾

春季肝气旺盛，肝喜条达而恶抑郁，雨水节气要注重情志调养，应尽量调整心态，做到心情恬淡、开朗豁达、与人为善。

从五行角度来讲肝木易克脾土，因此，春季养生的一大要点就是切忌损伤脾脏。在雨水节气之后，随着降雨有所增多，寒、湿开始兴旺起来，六气之中，寒、湿最易影响脾脏的功能：湿邪影响脾脏，同时寒邪凝滞，使得湿

气留恋，难以祛除，故雨水前后应当着重养护脾脏。而春季养脾的重点在于先要调畅肝脏，保持肝气调和顺畅，在饮食上就要保持均衡，五味不偏，尽量少吃辛辣食品，多吃新鲜蔬菜。

其次，雨水节气以后，虽然天气变得更加暖和，气温普遍升高，但此时必须更加注意保暖，切勿受凉。同时少食生冷之物，以顾护脾胃阳气。可多吃些鲫鱼、胡萝卜、山药、小米等食物，以达到健脾的目的，也可喝些薏米粥，有利湿的效果。

糯米味甘、性温，入脾、胃、肺经，具有补中益气、健脾养胃、止虚汗的功效。对脾胃虚寒、食欲不佳、腹胀腹泻有一定缓解作用，其收涩之性，对尿频、盗汗有较好的食疗效果。但冷用或质稠时，黏滞难化，反而影响脾胃，故而在元宵节时，像汤圆这种质稠的糯米制品不宜多吃。脾胃虚弱的老人、儿童，糯米最宜与莲子、山药共熬成质薄的稀粥，不仅营养丰富、有益滋补，且极易消化吸收，可补养胃气，古语有"糯米粥为温养胃气妙品"之说。近代，将糯米、莲子、山药等养胃食药超微打粉，并佐以健脾助运食药，温化冲服，适合上班族的日常保健。

2. 气温虽升尚需"捂"

雨水时节尚属早春，这个季节冷空气活动频繁，天气乍暖还寒，气温尚低，且昼夜温差变化大，湿度增加，这就不能不提人们常说的"春捂"了。"春捂"是古人根据春季气候变化特点而提出的穿衣方面的养生原则。虽说初春阳气渐生，气候日趋暖和，人们理当逐渐去棉穿单，但此时北方阴寒未尽，气温变化大，虽然雨水之季不像寒冬腊月那样冷冽，但由于人体皮肤腠理已变得相对疏松，毛孔打开，对风寒之邪的抵抗力会有所减弱，因而易感邪而致病。故人们不应急于脱去冬衣，要注意防寒保暖。尤其是患有关节痛的人，更应重视肩、腰、腿等部位关节的保暖，以免寒湿之邪外侵而引发疾病。

对于南方地区的人，在初春季节要有意"捂"着一点，慢慢地减衣服。

但身上不要过"捂"，"捂"的度就是不能过汗，脚上却要多"捂"，不过早地穿单鞋。特别是心肺功能较弱、末梢循环较差的老年人，最好穿软底高帮款的老年鞋，护住足踝部的太溪、商丘、解溪、丘墟和昆仑诸穴，每晚泡脚时也要注意泡过足踝，以温热刺激这些穴位。

3. 多端天气，预防为先

雨水时节，天气变化无常，容易引起人的情绪波动，乃至心神不安，影响人的身心健康，对高血压、心脏病、哮喘患者更是不利。为了消除这些不利的因素，除了应当继续进行"春捂"外，应采取积极的精神调摄养生锻炼法。保持情绪稳定对身心健康有着十分重要的作用。

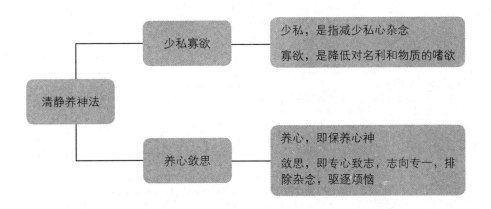

清静养神法
　少私寡欲
　　少私，是指减少私心杂念
　　寡欲，是降低对名利和物质的嗜欲
　养心敛思
　　养心，即保养心神
　　敛思，即专心致志，志向专一，排除杂念，驱逐烦恼

雨水经络养生

1. 未病先防

（1）总原则——疏肝解郁，健脾开胃

★穴位木香顺气汤

中药方剂木香顺气汤，有疏肝解郁、健脾开胃的功效，对于肝气郁滞引起的脾胃虚弱症状有很好的效果。抓药、煎药不方便？这里教大家一个简便

的方法，不需要吃药，也能起到木香顺气汤的治疗效果。

第一步：摩中脘，作用等同于在中脘用灸。

将手掌掌心（劳宫穴）附着在中脘穴上（中脘，位于人体上腹部，前正中线上，胸剑结合与肚脐连线的中点），以腕关节为中心连同前臂作节律性的环旋运动。操作时肘关节自然屈曲，腕部放松。着力面应向顺时针方向，沿圆形轨迹回旋运行，周而复始，同时要适当地扩大按摩的范围，尽量覆盖胃的全部范围。频率一般每分钟 120 次左右，摩中脘时动作可再缓和一些，保持频率 80 ~ 90 次 / 分钟为宜。力量轻、频率慢，每次操作时间应不少于5 分钟，以中脘穴局部有温热感，并持续向腹内渗透为度。

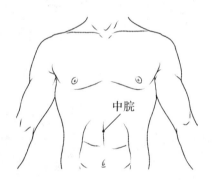

中脘

第二步：用手来"喝汤"。

掐腰，然后，用双手手掌分别沿着两侧肋骨走行的方向，从侧胸、后背部向前下方推摩，如此反复推摩 5 ~ 10 分钟，可以有效地刺激从这个部位循行经过的肝经、胆经、脾经和带脉等经络，这样就可以起到行气疏肝解郁、健脾开胃渗湿的作用。

Tip：木香顺气汤（李东垣）

组成：木香、青皮、陈皮、厚朴、当归、草蔻仁、益智、苍术、半夏、吴茱萸、干姜、茯苓、泽泻、升麻、柴胡。

主治：脾胃壅滞，胸膈憋闷。

功效：疏肝解郁，健脾开胃。

★摩章门、擦中脘

雨水节气中，地湿之气渐生，且早晨时有露、霜出现，针对这样的气候特点，饮食应注重调养脾胃、祛风除湿。章门穴是脾经募穴，中脘是胃经募穴，此二穴能够对脾胃起到很好的调养作用。

章门穴在十一肋骨的游离端，中脘穴在胸剑结合与脐中连线的中点。从我们的两肋肋骨的下方章门穴开始，当你一吸气的时候，十一肋骨的末端就是章门穴，从这个位置开始，沿着肋弓，向上一直可以按摩到中脘穴和胃脘穴的地方，我们可以左右地、快速地进行擦摩，这样可以帮助我们提高食欲，缓解脾胃不和引起的胃胀、恶心、嗳气的症状。

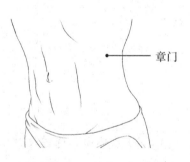

章门

Tip：胸剑结合怎么找？

在上腹部找到肋骨的边缘，沿着两侧肋骨的边缘向上摸，你可以感觉到两侧肋骨边缘不断靠近，直到在正中间时连接在一起，它们中间的位置就是胸剑结合处。

★灸足三里，提高抵抗力

足三里，位于小腿前侧，犊鼻下 3 寸，犊鼻与解溪连线上。

施灸时将艾条的一端点燃，对准足三里，离皮肤 2 ~ 3 厘米，以局部有温热感而无灼痛为宜，灸 10 ~ 15 分钟，至皮肤出现红晕为止。一天之中最佳的艾灸时间是上午，因上午阳气升发，晚上 10 点之后最好不要施灸。

足三里穴为足阳明胃经之合穴，是临床常用的有效强壮穴。针灸足三里穴不仅能疏通经络，激发经脉之气，协调阴阳，还能调理中焦，振奋胃气，胃气旺盛则气血得生，从而增强人体抵抗力。

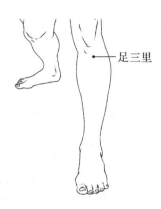

足三里

（2）辨体质，选对穴

在雨水节气，以下体质的人还需注意：

★气虚体质（短气族）

雨水节气，肝气旺盛，容易伤到脾胃。而气虚体质的人，本身脾胃之气就较弱，所以还需要更加注意顾护脾胃之气。可以选择点按足太阴脾经循行于小腿内侧的那一段——三阴交至阴陵泉的方法，补益脾经。

三阴交，属足太阴脾经腧穴，在小腿内侧，内踝尖上 3 寸，胫骨内侧缘后际。阴陵泉，在小腿内侧，胫骨内侧髁下缘与胫骨内侧缘之间的凹陷中。

自三阴交起，沿胫骨后缘向上依次点按，直至近膝关节的阴陵泉穴止，反复点按 10 次后换另外一条腿，继续点按。有月经不调、盆腔炎症等妇科疾病者，点按时多出现明显酸痛或刺痛感，遇此位置要停留片刻，改点按为先点后揉，即用力点 10 ~ 15 秒后，稍放松力量揉 1 分钟，然后再继续沿经脉向上点按。每日左右交替点按治疗，没有次数的限制。

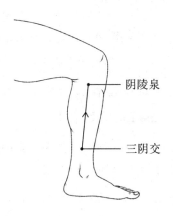

★阳虚体质（怕冷族）

在雨水节气之后，降雨有所增多，空气湿度加大，湿邪较重，易侵袭机体。阳虚体质的人，阳气难以蒸腾、气化水液，水湿聚集，遇上寒冷、潮湿的日子，还容易感受外湿，内外和邪，容易引发痰饮、肿胀、泄泻等病症。所以到了雨水节气，还需要继续坚持立春养生的方法，助阳气生发，但需要针对性加大对脾阳的补养，可以参照气虚体质的人，补脾经，若方便的话，用艾灸的方法代替点按，效果更佳。

2. 已病防变

（1）胃口不佳

雨水节气，若感觉不想吃饭，那就是脾胃受到了影响。似胀非胀，吃得少，消化不良，吃过以后感觉胃里发堵，浑身倦怠无力。四君子汤是治疗脾胃气虚的常用方，也是补气方剂的基础方，之所以取名"君子"，是因为这个方剂补性平和，品性中正，不偏不倚，犹如君子有中庸之道。

在我们的身体里也有自备的四君子汤：气海的功效如同人参——大补元气，足三里的功效如同白术——健脾益气，阴陵泉的功效如同茯苓——渗湿健脾，开四关行气活血的功效如同甘草之调和。

气海，位于前正中线上，脐下 1.5 寸。足三里，犊鼻下 3 寸，胫骨前嵴外一横指。阴陵泉，在小腿内侧，胫骨内侧髁下缘与胫骨内侧缘之间的凹陷中。太冲，在足背，第一、二趾骨间，趾骨底结合部前方凹陷中，足背动脉搏动处。合谷，在手背，第二掌骨桡侧的中点处。或以一手拇指的指关节横纹正对另一手的拇示指之间的指蹼缘上，当拇指尖所指处是穴。太冲穴，位于足背侧，第一、二跖骨结合部之前凹陷处。

采用摩热的方法，用掌心在气海穴穴区皮肤表面小范围快速摩动，逐渐使热力渗透下去；足三里和阴陵泉都采用点揉的方法；开四关就是对双手的合谷穴和双脚的太冲穴进行点揉，使穴区出现明显的酸胀感。

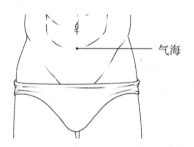

气海

（2）大便稀溏

此节气若出现大便稀溏或完谷不化（大便有未消化的食物），甚至如水，多是脾虚湿盛所致，治当运脾化湿，以大肠募穴上巨虚、背俞穴大肠俞、天枢以及神阙为主。

天枢，位于腹部，横平脐中，前正中线旁开 2 寸。屈膝沿髌骨向下循按，摸到胫骨，距胫骨外侧边缘一中指宽处就是足阴明胃经小腿部的循行线。髌骨下方的韧带外侧凹陷处是犊鼻穴，自犊鼻向下约一掌，是足三里穴，再向下一掌为上巨虚。大肠俞，第四腰椎棘突下，后正中线旁开 1.5 寸。

神阙为局部选穴，用隔盐灸灸法（用纯净干燥的食盐填平脐窝，上置大艾炷施灸的方法），可以温阳散寒，除湿止泻。上巨虚可用大拇指点按，天枢、大肠俞可灸。

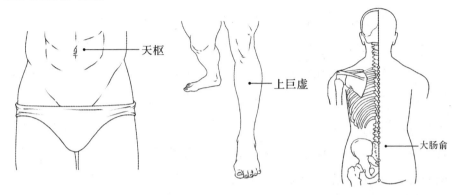

天枢

上巨虚

大肠俞

若是突然发生大便次数增多，小便减少，便质清稀或完谷不化，甚至如水样，这就是急性泄泻，需要及时就医治疗。起病势缓，病程长，便泻次数较少，属慢性泄泻，也不可以忽视。在发现自己出现以上症状的时候，我们可以运用用上述穴位，帮助机体更快恢复。

（3）关节疼痛

虽然雨水之季不像寒冬腊月那样冷冽，但由于人体皮肤腠理已变得相对疏松，毛孔打开，对风寒之邪的抵抗力会有所减弱，因而易感邪而致病。尤其是素有关节痛的人，很容易因寒湿之邪外侵而引发疾病。

此节气诱发的关节疼痛，多由风、寒、湿三邪所致：

风寒湿诱发的关节痛特点

邪气	症状	选穴
风偏甚	疼痛游走，痛无定处	膈俞、血海
寒偏甚	疼痛剧烈，痛有定处，遇寒加重，得热痛减	肾俞、腰阳关
湿偏甚	肢体关节酸痛，重着不移，肌肤麻木不仁，阴雨天发作或加重	阴陵泉、足三里

以上三种病邪，尤其是寒、湿，导致的关节疼痛，用灸法可以有效地缓

解疼痛。除了阿是穴（哪里痛，灸哪里），还可以局部选穴：若是膝关节疼痛，可以艾灸内、外膝眼穴，鹤顶穴；肘关节疼痛，可以选择肘髎、手五里、上廉等穴位；肩关节疼痛，可选择肩髃、肩髎、肩贞等；再根据症状选择相应的配穴（见上表）。除了灸法，拔罐也是一个不错的选择。

内、外膝眼分别在膝盖骨下，犊鼻穴（膝盖下正中）的外旁和内旁凹陷中。鹤顶穴在在膝盖骨尖上。肘髎，在肘关节外侧前缘可以摸到一个突起的小骨头，即肱骨外上髁，在这个小骨头的上缘。手五里在肘横纹上3寸（用自己的手掌，四指并拢即3寸），手阳明大肠经循行路线上。上廉，也是手阳明大肠经穴位，在肘横纹下2寸。肩髃穴，属手阳明经腧穴，位于肩峰端下缘，当肩峰与肱骨大结节之间，三角肌上部中央。臂外展或平举时，肩部出现两个凹陷，当肩峰前下方凹陷处为肩髃，后下方的穴位为肩髎。肩贞穴则在肩关节后下方，臂内收时，腋后纹头上1寸。

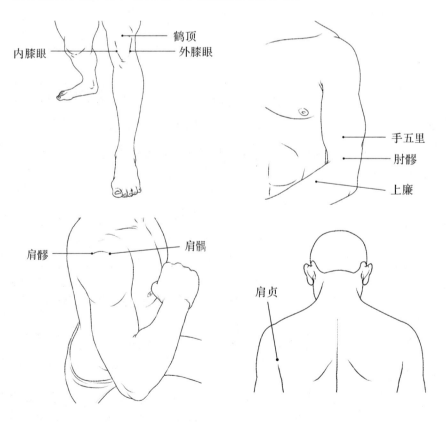

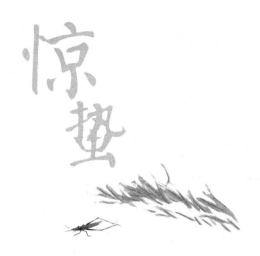

惊蛰护养肝气

惊蛰物语

惊蛰，古称"启蛰"，是农历二十四节气中的第三个节气，标志着仲春时节的开始，太阳到达黄经345°时。

《月令七十二候集解》："二月节……万物出乎震，震为雷，故曰惊蛰，是蛰虫惊而出走矣。"动物入冬藏伏土中，不饮不食，称为"蛰"，到了惊蛰节气，天气转暖，渐有春雷，春雷响，惊醒蛰居的动物，故而这个节气被称为"惊蛰"。

俗话说得好："春雷响，万物长。"无论在我国古代还是现代，惊蛰这个节气的到来，就意味着全年的劳作正式开始。大部分地区惊蛰节气平均气温一般为12~14℃，较雨水节气升高3℃以上，是全年气温回升最快的节气。惊蛰虽然气温升高迅速，但雨量却有限。

惊蛰节气对人体的影响

1. 肝阳渐升，阴血不足

惊蛰时人体的肝阳之气渐升，当肝阳超过了阴阳平衡的水平线，反超肝阴，则阴血就显得相对不足了，机体易出现肝火炽盛的表现。此时尚为阳盛之初，对津液和阴血的损伤一般不明显。但是《黄帝内经》有云"阳胜则阴病"，即阳气亢盛，必然会损伤阴气。所以，如果人体调养不当，或情志过极，或饮食偏嗜，使肝阳亢盛，耗伤机体津液和阴血，津液损伤，则口干舌燥；肝血不足，则头晕眼花、经少、肢麻手颤等。尤其是老年人，易发怒，阳亢化风则发眩晕、中风等疾病。年轻人则因春季阳气骤然上升引动体内热气，如果此时控制不好自己的情绪，则易出现长痤疮、怕热出汗等症状。

肝阳升的证型及表现

证型	临床表现
肝火炽盛	头晕、胀痛难忍，面红目赤，口苦口干，急躁易怒，耳鸣，失眠，多噩梦，胁肋灼热疼痛
肝阳上亢	眩晕耳鸣，头目胀痛，面红目赤，烦躁，腰膝酸软等
肝阳化风	眩晕欲仆，肢麻震颤，头胀痛、面赤，甚至突然昏倒，口眼歪斜，半身不遂
肝血虚	眩晕、视力减退、经少、肢麻手颤，面色无华，爪甲不荣
肝阴虚	头晕、目涩、胁痛，五心烦热、潮热盗汗，口干舌燥

2. 肝病高发

惊蛰过后万物复苏，是春暖花开的季节，同时也是各种病毒和细菌活跃的季节。现代流行病学调查亦证实，惊蛰属肝病的高发时节。此外，诸如流感、流脑、水痘、带状疱疹、流行性出血热等在这一节气都易流行暴发。

3. 春困扰人

进入惊蛰以后，随着天气转暖，人们时常会感到困倦无力、昏昏欲睡，这也就是民间所说的"春困"。之所以出现"春困"，是因为人体的皮肤在冬天里受到寒冷刺激，毛细血管收缩，汗腺和毛孔闭合。随着惊蛰时气温慢慢升高，人体皮肤的毛孔、汗腺和血管也逐渐舒张，所需要的血液供应增多，汗腺分泌也增多。但人体内血液的总量是相对稳定的，供应外周的血液增多了，供应给大脑的血液就会相对减少。加之暖气温的良性刺激，使大脑受到某种抑制，人们就会出现"春困"现象。从中医的角度讲，就是阳气升发无力，不能将营养精微运送到大脑，所以出现"春困"的现象。

惊蛰养生原则

1. 调情志，护肝气，养阴血

情志活动与脏腑精气有着密切的关系。怒、喜、思、悲、恐、惊、忧七种情绪过于突然、强烈或持久不解，超越了人体生理心理的适应和调节能力，就会导致脏腑精气损伤、机能失调。同样，五脏精气发生病变，也会影响人的情志活动，出现异常情志反应：一方面，大喜大惊伤心，大怒郁怒伤肝，过度思虑伤脾，过度悲伤伤肺，过度恐惧伤肾。另一方面，肝气虚则恐，实则怒；心气虚则悲，实则喜；肺气虚，则鼻塞不利少气，实则喘喝胸盈仰息；肾气虚则厥，实则胀。因此，惊蛰时要重视情志养生，力戒焦躁、抑郁等有害情绪，学会通过发泄和转移的方法使怒气消除，切忌妄动肝火。

春季与肝相应，惊蛰时节，人体的肝阳之气渐升，阴血相对不足，因此在护养肝气的同时，还要注重护养阴血。

2. 清淡饮食防阳亢

雨水节气时为了保证脾胃不受影响的饮食方式，在惊蛰节气可以根据身体状况进行调整了，薏米、茯苓这样的利湿食物可以减少，但是需要更加多吃清淡、温暖的食物，如芝麻、蜂蜜、乳品、豆腐、鱼、蔬菜、甘蔗等。有条件的朋友可食用一些海参、银耳、鸭肉等。注意此时阳气回升已趋于平稳且较前相比更为快速，所以燥烈辛辣之品应少吃，冬季常吃的涮羊肉、辛辣的川味火锅、大量的辣椒、花椒炒制的菜品均不宜再食用。

梨性寒味甘，有润肺止咳、滋阴清热的功效，民间素有惊蛰吃梨的习俗。梨的吃法很多，比如生食、蒸、榨汁或者煮水，特别是冰糖蒸梨对咳嗽具有很好的疗效，而且制作简单方便，平时不妨把其当作甜点食用。另外，咳嗽患者还可食用莲子、枇杷、罗汉果等食物缓解病痛。

3. 气候变化大，还需捂一捂

惊蛰开始，我们都能感觉到气温升高迅速，但是要注意，老话讲"春捂秋冻"，此时我国南方可能已经暖意融融，但北方地区依旧寒冷，生活在北方的人不宜过早地脱去棉服，老年人和儿童更不可骤减，因为"春捂"不仅能够抵御寒冷的侵袭，更能保护人体正在生发的阳气，为这一年的身体健康打下良好的基础。

惊蛰经络养生

1. 未病先防

（1）总原则——护肝气，养肝血

惊蛰节气，人体的气机会进一步升发，此时的调理，要更加重视肝气的条达和情志的舒畅，经络养生仍以肝经穴位为调理重点，选取三阴交穴、太冲穴、期门穴。

三阴交穴，是足三阴经的交会穴，能够理气养血，在内踝尖上直上3寸，用自己的手指丈量，就是4指幅宽，此穴位于胫骨后缘靠近骨边凹陷处。太冲穴，是足厥阴肝经原穴，能够调节肝经气血，位于足背侧，第一、二跖骨结合部之前凹陷处。期门穴为肝经募穴，位于胸部，当乳头直下，第 6 肋间隙，前正中线旁开 4 寸。三穴合用，共奏养血调肝之效。

三阴交穴可以用拇指点揉，先用力点下 10 ～ 15 秒后，稍放松力量揉 1 分钟。

太冲穴，可以脱掉鞋袜，用一只脚踏在另一只脚背中间，反复摩擦，两只脚左右交替，共 3 ～ 5 分钟。

期门穴，则用手掌的小鱼际反复推摩 5 ～ 10 分钟即可。

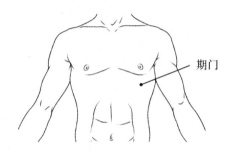

期门

（2）辨体质，选对穴

在惊蛰节气，以下体质的人还需特别注意：

★瘀血体质（长斑族）

"脉者，血之府也"，我们的血管就是血液运行的通道，瘀血是血液在脉内流通不畅或溢出脉外，停积在体内形成的病理产物，可以是外伤出血，也可以是气虚、气滞、寒凝、热邪迫血外溢等因素导致的结果。瘀血体质的人，不仅皮肤干燥、粗糙，而且皮肤偏暗，面色晦暗，舌质紫暗或有瘀斑、瘀点。若是皮肤色素沉着到一定程度，面部就容易出现黑斑。我们形象地称之为"长斑族"（需要注意的是，不是所有长斑的人都是瘀血体质）。

惊蛰时节，肝阳本就处于一个上升的态势，稍不注意，极易生风动血。瘀血体质的人，急躁易怒，不耐受风邪、寒邪，在此时节，更容易受影响，肝风妄动。一旦生风动血，后果很危险，尤其是该体质的老年人，血管内的瘀斑、瘀块很容易堵塞血管，出现中风、胸痹等症状，老年人血管弹性差，血管一旦堵塞，压力过大，还容易发生破裂，血溢脉外，所以提早预防不可少。

①醒神开窍，常梳头

《养生论》说：春三月，每朝梳头一二百下，寿自高。每天用砭石制成的粗齿梳子梳头，即梳理按摩头部百会前后左右的经脉穴位，尽管只是"举手之劳"，却能宣行瘀滞、疏理气血、通达阳气。

百会穴在后发际正中上7寸，当两耳尖直上，头顶正中。一天之中晨为阳气升发之时，此时梳头有醒神开窍的功效，可以预防中风、促进中风后遗症的康复。脑溢血或脑血栓引起的瘫痪、肢体麻木、反应迟钝、记忆力衰退、失语、嘴歪眼斜、大小便失禁等后遗症的患者，若能长期坚持对百会、上星、风池、目窗、神庭、通天等穴位的梳理，对以上症状都可起到缓解和治疗作用。

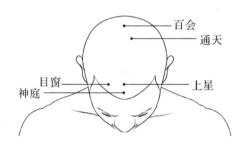

②预防中风，拿五经

将五指张开，分别置于前发际督脉、膀胱经、胆经的循行线上（中指位于头部正中的督脉线上，食指和无名指位于头部正中与额角之间内 1/3 处的膀胱经线上，拇指与小指位于头部正中与额角之间外 1/3 处的胆经线上）。五指指尖立起，用力点按 5 ~ 10 秒，使点按处出现明显的酸胀感，然后指尖放松，五指垂直向上移动约半厘米的距离，再次用力点按，如此反复点按，自前发际一直点按至后头部枕骨隆起处，计为一次，共治疗 20 ~ 30 次。治疗时如遇某个部位的疼痛感较为明显，可用力按下后用指尖做揉法一分钟，然后再继续如上操作。

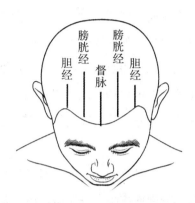

一般情况下，可于每日清晨起床后对镜操作，可疏通头部经脉、清头明目、安神醒脑，不仅可以使头脑清醒，从容应对一天的工作，更可以起到预防中风的作用。而在其他时间亦可随时拿一拿五经，时间可长可短，能迅速缓解疲劳，使头脑清醒。

2. 已病防变

（1）肝火旺盛，易燃易爆

春季应肝，平素脾气就不好的人，到了这个季节，肝火会更加旺盛，这个时候可以选用肝经的荥穴——行间穴来泄肝火。

行间穴在大脚趾和二脚趾缝上。它是一个火穴，肝属木，木生火，如果肝火太旺，势必引起心火的亢盛。春天肝火盛，会导致牙痛、腮帮子肿、口腔溃疡、鼻出血、舌尖长疱等症，这表明火已经从肝经进入到心经。多揉行间穴，就可以把火从这里散出去了。

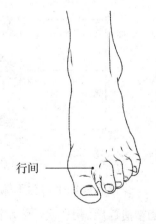

行间

（2）颜面痤疮，刺少商

对于年轻人来说，春季阳气骤然上升，容易引动体内热气，如果此时控制不好自己的情绪，则易长痘。痘长在脸上不同的部位，代表了相应脏腑功能的异常变化，例如前额长痘多为心火上炎、思虑过度引起；鼻周长痘多与饮食不节、嗜食辛辣相关；左侧脸颊长痘代表肝胆火盛、脾气急躁易怒；右侧脸颊长痘代表肺火炽热、外感风热；而下颏长痘，则多与肝肾功能不足、内分泌失调有关。

不同的部位有不同的选穴处方治法，而针对那种分不出最严重的部位、判断不出是哪个脏腑问题的满面痤疮，针刺少商应该是个不错的选择。因为肺主皮毛，刺少商泄了肺热，自然也就对由于肺热引起的颜面痤疮有所缓解。

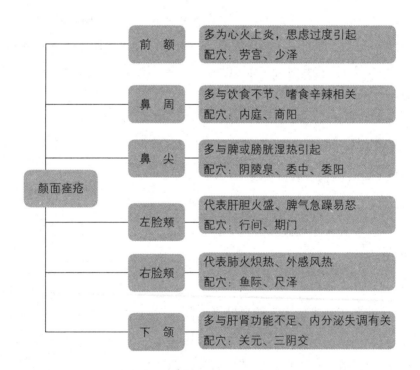

少商穴，位于拇指末端桡侧，指甲根角侧上方0.1寸。先搓揉使之充血，酒精消毒后，用一次性采血针点刺出血1～2滴，可泻经脉之热，祛体内之毒。

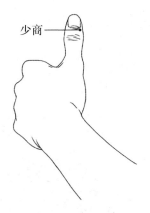

少商

（3）春困乏力

进入惊蛰时节以后，人们常常觉得困倦乏力，从中医的角度讲，是由于阳气升发无力，不能将营养精微运送到大脑，所以出现"春困"的现象。

在人的五脏里，脾胃为中焦枢纽，脾主升清，胃主降浊，一升一降，将人体摄入的食物中的精微物质向上输布，糟粕向下传递。阳气主动，脾主升清的功能也主要靠脾阳来实现，所以，此节气后若出现春困现象，我们可以从脾入手。

大包穴为脾之大络，功能宣肺理气、宽胸益脾，在腋窝直下约两拳的位置上，第六肋间隙内，位于我们身体的侧面。

将两手握拳，拳头正面顶在腋窝下大包穴上，轻轻用力在穴位及穴区附近旋转按揉，同时吸气挺胸、向后收缩两肩，并尽量向后仰头。操作十几秒钟后，放松几秒钟，再重复操作 5 ~ 8 次，可以迅速缓解疲劳，解除困倦。

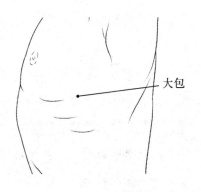

大包

除此之外，我们还可以把五指攒成锥形，像是啄木鸟的嘴一样，然后弹击头部的百会穴，调动身体里阳气的升发。

扫码看讲座
惊蛰

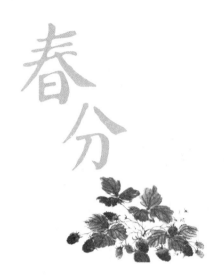

春分平衡阴阳

春分物语

春分，是春季90天的中分点。二十四节气之一，每年公历3月20日左右，太阳位于黄经0°（春分点）时，为春分。这一天，太阳几乎直射地球赤道，全球各地几乎昼夜等长。春分过后，太阳直射点继续由赤道向北半球推移，北半球各地开始昼长夜短（一日中白昼长于黑夜），南半球各地开始昼短夜长（一日中白昼短于黑夜），故春分也称升分。

春分时节，我国除青藏高原、东北、西北和华北北部地区外都进入明媚的春天，除了全年皆冬的高寒山区和北纬45°以北的地区外，中国各地日平均气温均稳定升达0℃以上。此时严寒已经逝去，气温回升较快，尤其是华北地区和黄淮平原，日平均气温几乎与多雨的江南地区同时升达10℃以上，进入明媚的春季。辽阔的大地上，岸柳青青，莺飞草长，小麦拔节，油菜花香，桃红李白迎春黄，而华南地区更是一派暮春景象。从气候规律来看，这时江南的降水迅速增多，进入春季"桃花汛"期；而在"春雨贵如油"的东北、华北和西北广大地区降水依然很少。

春分节气对人体的影响

1. 阴阳不平，多阳偏衰

阳气有温暖肢体、脏腑的作用，犹如自然界的太阳，阳气不足，人的内环境就会处于一种"寒冷"状态，因此，阳虚体质的人常常会出现畏寒、怕冷的表现。在正常的生理状态下，春分节气时，人体的阴阳是趋向平衡的。但是，对于年老体弱、久病体虚或者先天禀赋不足的人来说，本身阳气就不足，经过冬三月大量的消耗，立春以后，春分以前，自身的阳气靠着自然升发和增长，还是不能撼动阴气的主体地位，故机体表现出面色苍白、畏寒肢冷、脘腹冷痛、喜静蜷卧等阳偏衰的虚寒症状。

Tip：巧辨"虚寒"与"实寒"

虚寒证：怕冷，多穿衣服或靠近火，怕冷症状可以减轻。

实寒证：怕冷程度重，加衣服、盖厚被子，症状不能减轻。

2. 阴阳转换，气血易紊乱

春分节气是自然界阴阳二气达到平衡、阳气在数量上开始超过阴气的转折时刻，人体的阴阳也随着自然界阴阳的变化而变化，但是人体有许多因素会对阴阳二气产生影响，在这个转折的关键时刻，任何一个变动都会打破这个平衡，所以，此时刻人体极易出现气血紊乱，导致疾病发生。

春分通常被认为是宿疾复发与重病转危的关键时刻，也是这个原因。

春分养生原则

1. 平衡阴阳——补不足，损有余

"春分者阴阳相半也，故昼夜均而寒暑平"，意为在春分时，太阳直射在赤道上，此时白天和昼夜时长均分，寒暑均分。昼夜、寒暑在中医上都是阴阳的表现，因此，春分节气的养生重点在于要达到人体阴阳的平衡。

春分时节，要观察身体阴阳是否协调，人体是否与自然规律同步，体会睡眠是特别好的观察自身阴阳平衡状态的方式，可以帮助我们了解身体的状况。《黄帝内经》认为睡眠现象和阴阳二气有关，清醒是阳气盛的表现，入睡是阴气盛的结果。白天阳气旺盛，因为人体要运动、思考，气血要充盛，循环要加快，阳盛阴衰。入夜，阳气随着太阳下山，阳气功能开始减弱，阴气开始发挥作用。此时阴气占主导作用，制约阳气，收敛阳气于里，人进入睡眠状态。

一个良好的睡眠，以第二天清晨醒来不疲劳为指标，因为每人体质不同，适应性不同，所以睡眠时间不同。睡眠时间的长短，不是病态的表现，但如果睡眠节律的改变，如入睡时间变长，辗转反侧难以入睡，就说明自身阴阳平衡被打乱了。春分时节，若阴阳失衡，多为阳气虚，阴气相对偏亢，在睡眠上的表现为精神疲倦、不分昼夜时时欲睡、呼之能醒、醒后又想睡，中医称之为多寐、多卧、嗜卧。

需要注意的是，此节气平衡阴阳侧重于"补其不足"，因为此时阴气的亢盛是相对的，是与不足的阳气相比而显现出来的。此时阴阳的状态是：阴气在正常的水平内，而阳气低于正常水平。治疗上，以补阳为主，因为阴阳可以互相转化，所以也要稍微服用一些养阴之品，以求阴中求阳、阴阳互补。

春分节气的饮食调养，应当根据自己的实际情况选择能够保持机体阴阳协调平衡的膳食，忌偏热、偏寒、偏升、偏降的饮食，比如食用鱼虾蟹等寒性的食物的时候，一定要配葱、姜、料酒等温性的调料，食用韭菜、大蒜、木瓜等助阳的食物时配以蛋类等滋阴之品，以达阴阳互补的目的。

2. 慎避虚邪，重在起居

要做到"慎避虚邪"，就要顺应自然界的节律。我们把一年四季的变化称作年节律；一日24小时白天和黑夜的变化称作昼夜节律。昼夜节律与年节律都是阴阳二气消长变化的结果，两者有相通之处。一天当中白天阳气旺盛，夜晚阴气旺盛。阴阳二气以太阳的升起和落下作为节点，在太阳升起前，阴主导；太阳升起后，阳主导。阳气一日中经历"始微—渐盛—旺盛—盛极—始衰—渐衰—衰极"的变化，正午太阳高度角最大时阳气隆盛达到最高峰，此后开始衰退，而此时阴气"始微"，到午夜12点时阳气"衰极"、阴气"盛极"，阴阳转换，昼夜交替。

四季阴阳变化与之类似，一天之中的早晨就相当于春季，上午到中午相当于夏季，下午相当于秋季，晚上相当于冬季。如果将一天24小时分为4个等分，那么早晨前后的6小时与一年中的春季相对应，也就是每天凌晨3点到上午9点。早晨5～7点为卯时，此时太阳升起，天刚亮，阳气胜过阴气，白天正式开始，此时刻相当于一年之中的春分，人们应当遵循自然界阳气生发的规律，起床开始一天的活动。所以，春分时节6点左右就应该起床。

春分经络养生

1. 未病先防

总原则——平衡阴阳

内关穴与外关穴，两穴相对，一个位于内侧，一个位于外侧，配合使用，恰有平衡阴阳之功。

《灵枢·终始篇》云："阴溢为内关。内关不通，死不治。"由于阴气闭塞于内，不与外阳协调，阴气逆行上犯，导致的脏腑疾病，本穴可以治疗，故名为"内关"。就像人体内藏的关隘。本穴为手厥阴之络穴，与手少阳之脉相沟通，是治胸胁郁闷的主穴，以治胸腹胁肋诸般胀痛，如痰火积滞、面热目昏诸症均可取之。

内关位于腕横纹中点上三指，桡侧腕屈肌腱与掌长肌腱之间。关，关膈之意，治疗气机阻滞引起的心胸部满闷、胀满不适，如坐车觉得胸部郁堵、欲呕时，可取内关。

外关与内关相对，因名"外关"。本穴为手少阳三焦经的络穴，沟通的是三焦经与心包经，是人体内气机通畅和水液散布的通道的关键控制点。

如果两穴同时按压，发挥内部外部的作用，可达到表里阴阳之间的平衡。春天气温变化较大，外部易感外邪，同时内部脏腑功能苏醒时，也会产生内部问题。在这样的时间段里，追求阴阳平衡，可同时按压内关、外关，并点揉，不拘时间地点。

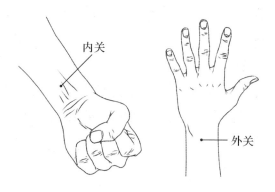

内关

外关

2. 已病防变

嗜睡

《黄帝内经》认为睡眠现象和阴阳二气有关，清醒是阳气盛的表现，入睡是阴气盛的结果。如果你在此节气，总觉精神疲倦、不分昼夜时时欲睡、呼之能醒、醒后又想睡，这说明你的阴阳不平衡，阴多阳少，中医将这种症状称为多寐、多卧、嗜卧。

临床上，除了阳气虚衰会出现多寐以外，脾气虚弱、湿邪困脾、瘀血阻窍、痰热内蕴、胆经郁热也会导致多寐，具体鉴别如下：

嗜睡的论治

证型	相同症状	鉴别症状	治法	方药
阳气虚衰	精神疲倦、嗜睡	怕冷	益气温阳	附子理中汤
脾气虚弱		食少	益气升清	人参益气汤
湿邪困脾		头重如裹	燥湿健脾	平胃散
瘀血阻窍		舌暗或有瘀斑	化瘀通络	通窍活血汤
胆经湿热		口苦	清热醒神	生酸枣仁研末，清茶调服

中医针灸治疗此症，多选用百会、四神聪、印堂、丰隆、足三里，其中百会、四神聪为督脉腧穴，位于头颅之巅，为醒脑之要穴，亦为前人治疗昏困多寐的经验穴；印堂位于两眉之间，重在调神；丰隆、足三里意在调理中焦、和胃安神。

百会，后发际正中上 7 寸，当两耳尖直上，头顶正中。四神聪，在百会前、后、左、右各开 1 寸处。此二穴，可以采用梅花针叩刺的方法，在每个治疗穴位或部位叩刺 200 下左右，以局部出现潮红为度，每天一次。印堂、丰隆、足三里可以选用点揉或艾灸的方法（胆经郁热不灸）。

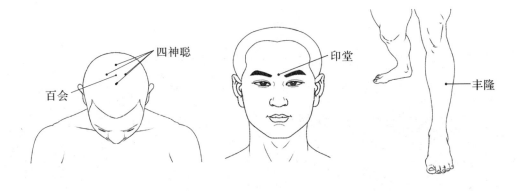

　　根据证型不同，还需要在以嗜睡各证型的配穴上穴位的基础上增加配穴，见下表：

嗜睡各证型的配穴

证型	配穴
阳气虚衰	关元、肾俞
脾气虚弱	气海、脾俞
湿邪困脾	脾俞、三阴交、阴陵泉
瘀血阻窍	阴郄、郄门
胆经湿热	胆俞、至阳

扫码看讲座
春分

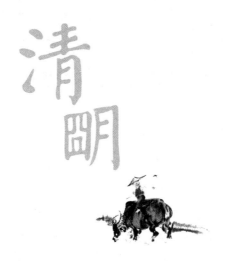

清明调畅情志

清明物语

清明，是二十四节气中的第五个节气。每年4月4日或5日，太阳到达黄经15°时开始，至4月20日（或21日）结束。清明乃天清地明之意。农历书曰："斗指丁为清明，时万物洁显而清明，盖时当气清景明，万物皆齐，故名也。"

到了清明，气温变暖，降雨增多，正是春耕春种的大好时节，所以清明对于古代农业生产而言是一个重要的节气。农谚说"清明前后，点瓜种豆""植树造林，莫过清明"，正是说的这个道理。东汉崔寔《四民月令》记载："清明节，命蚕妾，治蚕室……"说的是这时开始准备养蚕。其中的"清明节"还只是一个节气，不是节日。我们所熟知的以祭祖扫墓为主的清明节，是在宋元时期，融合寒食风俗与踏青等活动的传统节日，不同于清明节气。清明一到，气温升高，雨量增多。此时除东北与西北地区外，我国大部分地区的日平均气温已升到12℃以上，到处呈现一片繁忙的春耕景象。

清明节气对人体的影响

1. 扫墓祭祖,情志易抑郁

中医认为,气是人体内活力很强运行不息的精微物质,是构成人体和维持人体生命活动的基本物质之一。气运行不息,推动和控制着人体内的新陈代谢,维系着人体生命的进程。气的运动,称之为气机。人体之气的运动形式,可以简单地归纳为升、降、出、入四种基本形式。气的升降出入运动失常统称为"气机失调",其中,气的运行受阻而不畅通,称作"气机不畅";受阻较甚,局部阻滞不通,称作"气滞";气的上升太过或者下降不及,称作"气逆";气的外出太过而不能内守,称之为"气脱";气不能外达而郁结闭塞于内,称作"气闭"。气机通畅,机体的功能才能正常。

中医认为气机的运动与情志变化有着密切的关系,"怒则气上""喜则气缓""思则气结""悲则气消""恐则气下""惊则气乱",所以情志异常,往往会引起气机紊乱。

"清明时节雨纷纷,路上行人欲断魂",清明时节人们用祭祀表达对逝者的思念和缅怀,难免心中惆怅,郁意难抒,就会引起气机不畅,发为郁证。思伤脾,脾胃居中焦,脾气主升而胃气主降,二者协调运动为气机升降的枢纽,故脾胃气滞,也会影响到其他四脏之气的升降运动。在这个节气,最易受影响的就是肝脏了,肝郁气结,久不纾解,就会郁而化火,或与湿相合发为痰气郁结证。若进一步累及他脏,则会出现心神失养、心脾两虚、肝肾亏虚的症状。

情志抑郁的论治

证型	相同表现	不同表现	代表方	常用药	常用穴
肝郁气结	心情抑郁,胸胁满闷	精神抑郁,胃胀嗳气,不思饮食,大便不调,舌苔薄腻	柴胡疏肝散	柴胡、香附、枳壳、陈皮、郁金、青皮等	合谷、太冲、期门等

续表

证型	相同表现	不同表现	代表方	常用药	常用穴
气郁化火	心情抑郁，胸胁满闷	急躁易怒，口干口苦，反酸，大便秘结，舌红苔红	丹栀逍遥散	柴胡、薄荷、郁金、香附、丹桂、栀子等	行间、侠溪、耳尖等
痰气郁结		咽中如有物梗塞，吞不下，咳不出	半夏厚朴汤	半夏、厚朴、紫苏、茯苓、生姜等	丰隆、阴陵泉等
心神失养		精神恍惚，悲忧善哭	甘麦大枣汤	甘草、小麦、大枣、郁金、合欢花	通里、心俞等
心脾两虚		头晕神疲、心悸胆怯、失眠健忘、食欲不佳、面色不华	归脾汤	党参、茯苓、白术、黄芪、当归、酸枣仁、远志等	心俞、脾俞等
肝肾阴虚		五心烦热、盗汗、失眠多梦、健忘、口咽干燥	天王补心丹合六味地黄丸	地黄、山药、山茱萸、麦冬、玄参、丹参、酸枣仁等	肝俞、肾俞等

2. 呼吸系统疾病与心血管疾病高发

五脏六腑中，肺脏是唯一一个通过口鼻与外界相通的脏腑，故而也是最容易受外邪侵袭的脏腑。清明时节气候还不是很稳定，偶尔会有寒流侵袭。在我国北方，气温迅速升高，昼夜温差较大，且多风干燥。这种天气会影响人体呼吸系统的防御功能，使人体免疫力下降，容易感染各种致病菌。此时节，草木吐绿、百花竞放，空气中飘散的各种致敏花粉增多，加之春天风沙、扬尘天气较多，可吸入颗粒物的浓度增加，还容易诱发哮喘。

从中医角度来看，清明时人体阳气多动，向外疏发，内外阴阳平衡不稳定，气血运行波动较大，稍有不当，就会导致心血管、消化、呼吸等系统的疾病。在这个季节，支气管哮喘、皮肤病、冠心病等疾病常有加重，如再吃了不当的"发物"，就可能导致疾病进一步加重。

清明养生原则

1. 调畅情志舒肝气

立春之后体内肝气随着春日渐深而愈盛，在清明之际达到最旺。此时如果不注重调理情志，而使七情不畅，会影响肝的疏泄和阳气的生发，导致脏腑机能紊乱。因此清明时节，人们更应学会调节自己的心态，尽量使心情舒畅，努力做到心平气和，宽善待人，保持乐观豁达的生活态度，对身体健康非常有益。

"清明时节雨纷纷，路上行人欲断魂"，雨季又开始出现，气温会随着降雨而略有降低，但是雨后天晴，气温又会不断升高。在这个节气里，大家千万不要整日窝在家中，要经常外出到树林河边或者公园，绿色植物多的地方散步，保持乐观的心情，多呼吸新鲜空气，进行适当的运动。

2. 补益肺气防未病

饮食方面，清明时节的饮食仍以春季养肝、养阳、护脾胃为主，但要开始增加补益肺气的食物了，这是因为4月已经接近春季的尾声，夏季的主气是火，五行中心火克肺金，因此要补益肺气，未病先防。服一些适时的滋补品，如煲点银耳汤（银耳甘，平，无毒，能润肺生津，益阴柔肝）；泡杯菊花茶（菊花疏风清热，有平肝、预防感冒、降低血压等作用），也算提前为即将到来的夏季、为心之主气做一些准备。这个季节常会有新鲜的桑葚上市，有条件的朋友可拿它与菊花一起泡茶喝，桑葚益肾润肺，可以收到肝肺同养的效果。

3. 观测血压，谨防高血压

清明节气，肝脏处于极其旺盛的状态中，肝属木，木生火，心属火，所以在此节气中，心脏的功能也会过于旺盛，是高血压的易发期，对此要予以高度的重视。

高血压是指体循环内动脉血压持续增高为表现，并可伤及血管、脑、心、肾等器官的一种常见的临床综合征。该病的发病率是随年龄的增长而增加的。高血压患者冠心病和急性心肌梗死的发病率也较正常血压者高出 3～5 倍。中医对本病的辨证要点，除了观察血压变化外，还要对病人眩晕、头痛等全身症状进行分析。

常见证型见下表：

高血压各证型及症状

证型	症状
阴虚阳亢	头痛头晕，四肢麻木，失眠多梦，面颊潮红，耳鸣眼花
肝肾阴虚	晕眼花，目涩目干，耳鸣耳聋，腰膝酸软，足跟疼痛
阴阳两虚	头目昏花，行走如坐舟，面白少华，间有烘热，心悸气短，夜尿频多，或伴有水肿

患有高血压的人在进行养生的时候，应针对阴阳失调、本虚标实的病理，以调和阴阳、扶助正气为宗旨，采用综合调理的方法，穴药同用。

清明经络养生

1. 未病先防

（1）总原则——补肺舒肝，调畅情志

★灸肺俞，补肺气

肺俞为肺的背俞穴，位于第三胸椎棘突下，后正中线旁开 1.5 寸（约 2 厘米），取穴时，可以先找到第七颈椎，即低头时颈部最高凸的那块骨头，向下摸第三块骨头就是第三胸椎。艾灸此穴，有很好的补益肺气效果。

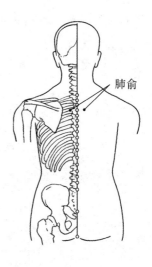

肺俞

★清淡情志，开四关

《素问·上古大真论》言："精神内守，病安从来？"说明"养生贵乎养神"，不懂得养神之重要，单靠饮食营养、药物滋补，难以达到健康长寿的目的。

四关，指双手虎口处的合谷穴，和双脚对应位置处的太冲穴。这四个位置是人体气机通畅的关键位置，按之有助舒畅心情，舒缓抑郁或发怒的情绪。

合谷配太冲，其疏肝解郁功效更强，且还能行气活血，和胃降逆，有定志安眠之效。二穴相互作用，相得益彰，几乎可以治疗任何气机不畅之病，包括气机不畅、不通而痛的各类痛症；气机郁阻、焦虑抑郁的各类精神疾病。

太冲，在足背部，第一、二趾间，趾骨底结合部前方凹陷中，足背动脉搏动处。合谷，属手阳明大肠经腧穴，位于一、二掌骨之间，当第二掌骨桡侧的中点处。简便取法：以一手的拇指指间关节横纹，放在另一手拇、食指之间的指蹼缘上，当拇指尖下是穴。

用拇指指尖用力点在穴位上，此时食指放在手或足内侧的对应位置上，相对用力，以加强点按力道，使穴区出现明显的酸胀感，甚至向四周放散。每穴点半分钟，然后改为揉法一分钟，揉时力道稍减轻，但也要保持一定向下点压的力量。四穴交替操作至情绪缓和为止，坚持一周左右，即可感到心情舒畅。点揉太冲穴不方便时，仅点揉合谷穴亦可缓解症状。

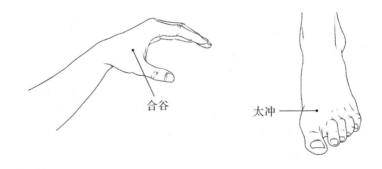

合谷　　　　　　太冲

（2）辨体质，讲养生

在清明节气，以下体质的人尤需注意：

★气郁体质（郁闷族）

气郁体质的人，多愁善感，忧郁脆弱，经常闷闷不乐，无缘无故叹气，对精神刺激的适应能力差，不喜欢阴雨天气，容易患失眠、抑郁症、神经官能症等病症。我们形象地称之为"郁闷族"。

人体之气是人生命运动的根本和动力，生命活动的维持，必须依靠气。人体的气，除与先天禀赋、后天环境以及饮食营养相关以外，还与肾、脾、胃、肺的生理功能密切相关。所以，机体的各种生理活动，实质上都是气在人体内运动的具体表现。当气的运动不畅且结聚于内的时候，便形成"气郁"。中医认为，气郁多由忧郁烦闷、心情不畅所致。长期气郁会导致血液循环不畅，严重影响健康。《红楼梦》中的林妹妹就是典型的代表。

"清明时节雨纷纷"，多雨是这一节气的特点，再加上祭祖扫墓，思念先人，气郁体质的人更加容易郁郁寡欢。所以要更加注重调畅情志，除了开四关的方法，还可以用膻中舒气会。

膻中穴，位于人体两侧乳头之间，胸部正中线上，这里是人体内宗气所会聚的重要部位，所以，刺激膻中穴可以起到调节全身气的运动状态的功能。

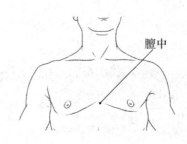

我们可以将掌根置于胸前膻中穴的位置，稍用力按下，轻轻揉动 5 ~ 10 分钟，有助于调畅人体气机。除了用掌根按揉之外，我们还可以双手合十，将双掌大鱼际置于膻中穴上，上下擦动，以胸部发热发胀为度。

我们双手合十，以双掌的大鱼际摩擦按揉膻中穴，还有另一层的含义在里面。在中医的针灸经络理论里面，手太阴肺经的循行是经过手的大鱼际而到达大拇指的。所以我们在做此动作的同时，还相当于揉按了大鱼际，刺激、调整了肺的功能，有利于我们更好的宽胸理气。

★特禀体质（过敏族）

清明节气之后，基本上不会再有寒流出现了，草长莺飞，春暖花开，但是有些人却特别害怕春天的到来，因为春天的花粉会使他们过敏，给他们带来很多的烦恼。特禀体质的人，就有这样的烦恼。春天花粉一飘，这类人就不停地打喷嚏、流眼泪，我们形象地称之为"过敏族"。

Tip：特禀体质就是过敏体质吗？

过敏体质是特禀体质的一种。特禀体质可以理解成来源于父母的一种特殊体质类型，它包含三种：

第一种是过敏体质，有过敏性鼻炎、过敏性哮喘、过敏性紫癜、湿疹、荨麻疹等过敏性疾病的人大都属于这一类型；

第二种是遗传病体质，就是有家族遗传病史或先天性疾病的，这一类大多难以治愈；

第三种是胎传体质，就是母亲在妊娠期间所受的不良影响传给胎儿所造成的一种体质。

在特禀体质中最常见的就是过敏体质，通过调整偏颇的体质状态，相对更容易转为正常的体质状态。

现代临床研究表明，督灸是干预特禀体质的有效手段，临床可采用督灸疗法防治相关疾病的发生和发展。督灸，是指在脊柱上从大椎穴至腰俞穴一段进行隔药物灸的一种极具中医特色的外治法。它集合经络腧穴、药物及艾灸三位于一体，共奏温阳补肾、通经活络、平衡阴阳、扶正祛邪、调节脏腑、提高免疫力之功，使机体达到"正气存内，邪不可干"的目的。

督脉总督一身之阳，为"阳脉之海"，十二经别将阴经与阳经相交会于督脉，故督脉可统领诸经，调整机体气血阴阳。督脉灸疗，可激发人体正气，祛除邪气；可调节脏腑功能，改善循环，平衡阴阳；可滋补肝肾，调养气血，产生元气，提高免疫，可直接改善偏颇体质。所以，特禀体质的人可以做一做督灸改善体质，预防发病。

督灸需要准备以下材料：1.5千克生姜泥、一条毛巾、艾绒适量、桑皮纸、督灸粉。将艾绒搓成橄榄状艾炷备用，桑皮纸剪成约80厘米×10厘米的长条。然后躺下，暴露整个背部，沿着脊柱均匀撒上督灸粉，把桑皮纸平铺在药粉上，取少量生姜泥分别放在桑皮纸上、中、下三个点加以固定，再将剩余的姜泥均匀地平铺在桑皮纸上，并将姜泥垒成上窄下宽的梯形状，在垒好的姜泥中间用手指压出一条凹槽，将艾炷叠放在凹槽里，类似叠瓦状，并按压紧实。分别点燃头、中、尾三个点，使其自燃自灭；待一壮烧完后，用筷子将灰压实并压出凹槽，再放第二壮，连续灸3壮。3壮燃烧完全后，移除姜泥，用毛巾蘸取温清水清理施灸处，督灸完成。每次督灸时间大约2个小时，7天灸一次，连灸4次，可以有效提高免疫力。

其中督灸粉由附子、肉桂、黄芪、制首乌、防风、川芎、细辛、辛夷、地肤子、冰片等中药研磨配制而成。以上诸药，肉桂、附子大辛大热，可温阳补肾、温经通脉，黄芪补气健脾、益卫固表，制首乌养血益肝、固精益肾，防风、川芎祛风止痛、行气活血，细辛、辛夷发散风寒、通鼻窍，地肤子清热燥湿、止痒，冰片作为渗透剂将诸药性味引到体内，对特禀质起到直接的调理作用。

生姜泥的作用有三：其一，生姜为辛温之品，可解表散寒、温经通脉。清朝的黄元御言生姜可"调和脏腑，宣达营卫"。《本草逢源》中记载："生姜捣汁，则大走经络。"现代研究显示，生姜中有效成分可兴奋心脏，具有抗炎杀虫、增强免疫力等作用；其二，将督灸粉置于生姜泥下，防止督灸粉挥发并促使其渗透；其三，防止燃烧的艾炷脱落烫伤皮肤，起到隔物的作用。

督脉

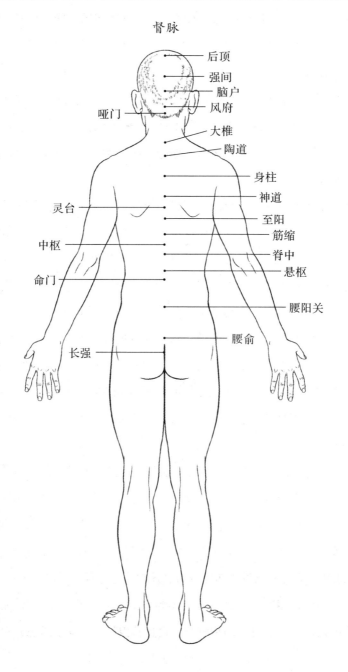

后顶
强间
脑户
风府
哑门
大椎
陶道
身柱
神道
至阳
筋缩
脊中
悬枢
灵台
中枢
命门
腰阳关
腰俞
长强

2.已病防变

（1）抑郁

神志病症是足阳明病候的主要病症，轻者抑郁，重者躁狂，临床中此类患者多在左滑肉门穴处有明显结节和痛点，考虑穴下深部（十二指肠后）为控制内脏蠕动的腹交感神经节，当其受到抑制、功能低下时，除表现为情志不舒外，胃肠蠕动亦减缓，而出现"贲响腹胀"的伴见症状。而当针深刺至十二指肠附近时，通过刺激增加十二指肠蠕动，间接兴奋了腹交感神经节，进而引起自主神经系统和迷走神经的自我调节，从而治疗情志疾病。

在肚脐外两寸、上一寸的地方，叫作滑肉门，我们用手指点此穴，做颤动，可以兴奋我们的腹交感神经节，从而间接地使我们抑郁的情绪得以缓解。

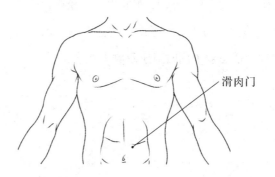

滑肉门

（2）高血压

中医学认为，高血压病是由于机体阴阳平衡失调所导致，病变与五脏有关，最主要涉及心、肝、肾，属于中医学中头痛、眩晕范畴。现代医学认为与高血脂、代谢紊乱等因素相关。

《灵枢·寒热篇》云："阳逆头痛，胸满不得息，取之人迎。"所谓阳逆头痛即指肝阳上逆而引起的头痛，相当于现代医学的原发性高血压头痛。人迎穴属足阳明胃经，经脉气血自人迎穴起分出支脉向胸腹以下的部位传输，刺之有疏通阳明经气、平降气血之效。同时，人迎又为胆经与胃经的交会之穴，故又有泻肝胆之热，平肝降逆、息风潜阳的作用，而达到平降血压的目的。人迎穴所处的位置靠近颈动脉窦。颈动脉窦一般称为压力感受器，与血压调节功能有关，能够迅速调节人体的血压。

人迎，位于颈部侧面，与喉结相平，在胸锁乳突肌的前缘，颈动脉的搏动处。将拇、食二指并拢，用指腹轻轻放在人迎穴的皮肤上，可以明显感觉到动脉的有力搏动，这里跳动的动脉就是颈总动脉。

点压人迎快速降压具体操作方法：取坐位，两足分开与肩同宽，两手放松伸开，分别放于两侧颈侧，食中两指指腹紧贴皮肤，先适当点揉风池，再由风池向人迎自上而下单方向分推，同时，无名指与小指亦分推面颊部，力量轻缓，柔和，均匀，以5～8次为佳。分推后，颈项及面部可感觉轻松以及皮肤微微发热感，每天2～3次。注意，操作时左右交替推按，切忌双手同时点压双侧人迎穴。

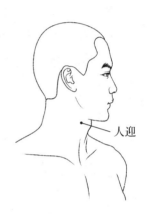

人迎

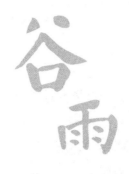

谷雨养肝祛湿

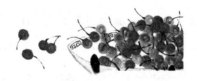

谷雨物语

谷雨是二十四节气的第六个节气，也是春季最后一个节气，每年4月19～21日时太阳到达黄经30°时为谷雨。

《月令七十二候集解》曰："三月中，自雨水后，土膏脉动，今又雨其谷于水也……盖谷以而上也"，谷雨之名及从古人"雨生百谷"之说而来。

谷雨节气后降雨增多，空气中的湿度逐渐加大，此时我们在养生中应遵循自然节气的变化，针对其气候特点进行调养。同时由于天气转温，人们的室外活动增加，北方地区的桃花、杏花等开放；杨絮、柳絮四处飞扬。雨生百谷，雨量充足而及时，谷类作物能茁壮成长。谷雨时节的南方地区，"杨花落尽子规啼"，柳絮飞落，杜鹃夜啼，牡丹吐蕊，樱桃红熟，自然景物告示人们：时至暮春了。这时，南方的气温升高较快，一般4月中下旬平均气温，除了华南北部和西部部分地区外，已达20～22℃，平均比中旬增高2℃以上。华南东部常会有一两天出现30℃以上的高温，使人开始有炎热之感。低海拔河谷地带也已进入夏季。

谷雨节气对人体的影响

1. 气温升高降水多，湿邪易与热邪合

谷雨是春天的最后一个节气，随后会气温升高、降水增多。春季肝木旺，在五行生克的规律下，本就是会克制脾土的，若是调养不当，造成脾气虚弱，不能运化水液，水液不化，则聚而生内湿，再遇上谷雨天气潮湿闷热的环境，湿邪与热邪相合，就会出现湿热蕴脾的症状，临床多表现为腹胀、不想吃饭、发热、身体沉重、大便黏腻不易排尽、舌苔黄腻。

中医认为，凡是运动的、外向的、上升的、弥散的、温热的、明亮的、兴奋的都属于阳；相对静止的、内守的、下降的、凝聚的、寒冷的、晦暗的、抑制的都属于阴。湿与水类，都属于阴邪。阴邪侵袭人体，机体阳气与之抗争，必然有所消耗，所以湿邪侵袭人体，易损伤阳气。脾主运化水液，性喜燥而恶湿，故外感湿邪，常易困脾，致脾阳不振，运化无权，从而使水湿内生、停聚。而湿邪久聚不化，就会化热，变为湿热。

2. 风湿病易复发或加重

对于风湿病人来说，体内湿邪本就重，再加上这个节气中潮湿的环境，慢性病更容易复发，所以尤需注意。

风湿病相当于中医里的痹证，是由于风、寒、湿、热等邪气闭阻经络，影响气血运行，导致肢体筋骨、关节、肌肉等处出现疼痛、重着、酸楚、麻木，或者关节屈伸不利、僵硬、肿大、变形等的一种疾病。其发病及病情的轻重常与劳累以及季节、气候的寒冷、潮湿等有关。

根据体内风、寒、湿邪比重的不同，痹证可分为行痹、痛痹、着痹，其中风邪偏重者为行痹，寒邪偏重者为痛痹，湿邪偏重者为着痹。风性善行而数变，"善行"指风性善动不居，游走不定，故风邪致病具有病位不

固定的特点，故在风寒湿三邪杂至而引起的痹证中，若见游走性关节疼痛，痛无定处，即是风邪偏盛的表现，称为"行痹"或"风痹"。寒性凝滞，即寒邪伤人时，易致所伤部位之气血津液凝结，经脉阻滞，"不通则痛"，所以寒客肌表经络，气血凝滞不通，则身体肢体关节疼痛，痹证中若以关节冷痛为主者，称为"寒痹"或"痛痹"。湿邪致病时，常出现以沉重感及附着难移为特征的表现，湿邪阻滞经络关节，阳气不得布达，则可见肌肤不仁、关节疼痛、重着或屈伸不利等，称之为"着痹"或"湿痹"。

谷雨养生原则

1. 养肝祛湿

谷雨是春天的最后一个节气，随后会气温升高降水增多。虽已是暮春，但仍需要注重养肝。由于空气湿度大，需要兼以健脾祛湿，可以多吃些健脾祛湿的食物，如山药、赤小豆、薏苡仁、扁豆、鲫鱼等。同时应该避免过早食用冷饮，虽然谷雨气温上升快，但仍未到夏季，过早食用冷饮，会刺激胃肠，引起脾胃不适。故而民间有谚语说："谷雨夏未到，冷饮莫先行。"

2. 预防痹证

痹证的发生多与气候和生活环境有关，平素应该注意防风、防寒、防潮，避免居潮湿之地。特别是居住在寒冷地区或在气温骤变季节，应注意保暖，免受风寒湿邪侵袭。劳作运动出汗时，切勿当风贪凉，承热冷浴。内衣汗湿要及时更换，垫子、褥子应勤洗晒，居住和作业的地方保持清洁和干燥。平时应注意生活调摄，加强体育锻炼，增强体质，有助于提高机体对病邪的抵抗能力。

各种痹证的用药及选穴原则

病位	用药	选穴原则
痹在上肢	姜片、羌活、桂枝	
痹在下肢	独活、川牛膝、木瓜	
累及颈椎	葛根、伸筋草、桂枝、羌活	阿是穴、局部经穴
腰部疼痛	桑寄生、杜仲、巴戟天、淫羊藿、䗪虫	
两膝关节	土茯苓、车前子、薏苡仁、猫爪草	
四肢小关节	土贝母、猫眼草、蜂房、威灵仙	

谷雨经络养生

1. 未病先防

（1）总原则——养肝健脾除湿

★肝脾同补三阴交，健脾祛湿阴陵泉

三阴交，顾名思义，就是三条阴经相交会的部位。在中医经络腧穴理论中，有很多穴位是两条或者多条经脉相交会的地方，称之为"交会穴"。三阴交是人体下肢足太阴脾经、足厥阴肝经、足少阴肾经相交会的穴位。它位于小腿内侧，内踝尖上3寸，胫骨内侧缘后方。在人体的下肢，在三阴交穴位以下，三条经脉的循行分布从前到后是厥阴、太阴、少阴，在三阴交的部位，三条经脉相交，然后变换循行的部位，在三阴交穴位以上，三条阴经的分布是太阴在前，厥阴在中，少阴在后。正是由于三阴交这个穴位，是肝、脾、肾三条经脉相交会的地方，所以，虽然此穴属于足太阴脾经，但是却可以调理肝、脾、肾三脏的气血。

阴陵泉，足太阴脾经合穴，在小腿内侧，膝关节下可以摸到一个突起的骨头，就是胫骨的内侧髁，该穴就在胫骨内侧髁下缘与胫骨内侧缘之间的凹陷处。《穴名释义》中谓阴陵泉："具有健脾利水之功，大凡涉及内脏水湿之疾，如腹满月肿，小便不利，取之有清源导流利水之妙，亦似有泉义，故因以为名。"常点按此穴可以起到健脾祛湿的效果。

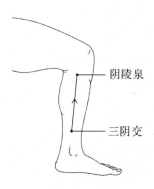

★谷雨补脾，按太白

太白，在足内侧，第一跖指关节近端赤白肉际凹陷中。

《古法新解会元针灸学》中有："太白者，脾之和也。阴土遇阳而相合，以化土属肺应象天之太白星。此穴有培土生金之功，故名太白。"太白穴应脾土之性，为脾经输穴、足太阴原穴，其蒸升之气同合于足太阴脾经的气血特性，能较好地充补脾经经气的不足，为脾经经气的供养之源。

谷雨节气后降雨增多，空气中的湿度逐渐加大，湿易困脾，此时我们在养生中应遵循自然节气的变化，按揉太白以助脾气升发。

按摩时要注意力道，以穴位处微微感到胀痛为度，不必用太大力气，每天坚持按揉 3 ~ 5 分钟，不用吃任何药也能补脾。

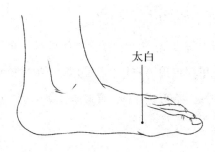

（2）辨体质，讲养生

谷雨节气，以下体质尤需注意：

★痰湿体质（肥胖族）

痰湿体质是指由于水液内停而痰湿凝聚，以黏滞重浊为主要特征的体质状态。痰湿体质的人多数容易发胖，身体比较沉重，喜欢经常坐着不动，饭后老是犯困，喜欢睡懒觉，极不耐受梅雨季节和潮湿环境，我们形象地称之为"肥胖族"。

> **Tip：**
>
> 痰湿体质的"痰"并非是一般概念中的痰。而是指人体津液的异常积聚，是病理性产物。"湿"分内湿和外湿，外湿是指空气潮湿、环境潮湿，如淋雨、居处潮湿等，外在的湿气会侵犯人体而致病；内湿主要是由于消化系统气机运作失宜，加之过量食用肥甘厚味、辛辣刺激的食物，或饮酒及生冷饮料所致。
>
> 如果身体水液的运行、转化失调，体内津液积聚而形成内湿，水湿停留在体内某个部位，久则凝聚成痰，这个痰就是会使人生病的坏东西。因为痰是水湿运行不畅所引起的，所以常叫作"痰湿"。

谷雨节气后降雨增多，空气中的湿度逐渐加大，正是痰湿体质难以耐受的节气，所以要比其他体质更加注重调养，在推荐的点按三阴交、阴陵泉、太白穴的基础上，还可以增加足阳明胃经的络穴丰隆。

丰隆，取犊鼻至外踝尖的中点，胫骨外侧边缘旁开两中指宽处即是。是临床祛痰的效穴。先用拇指用力点按丰隆约半分钟，使局部出现明显酸胀感，然后稍松力，改点为揉，揉约一分钟，重复点揉8～10次，有空时即可点揉，不拘时间。

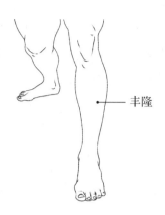

丰隆

2.已病防变

（1）痹证

痹证的治疗以局部穴为主，结合循经取穴及辨证取穴，主穴是阿是穴和局部经穴。行痹配膈俞、血海；痛痹（寒痹）配肾俞、腰阳关；着痹（湿痹）配阴陵泉、足三里；热痹配大椎、曲池；寒痹、湿痹可以加灸法，大椎、曲池也可点刺出血，局部穴位还可以加拔罐疗法。

膈俞、血海能活血祛风，乃遵"治风先治血，血行风自灭"之义；肾俞、腰阳关能够温肾阳，遵"益火之源，以消阴翳"之义，振奋阳气以祛寒邪；阴陵泉、足三里能健脾祛湿，大椎、曲池能泄热疏风、消肿止痛。

各类型痹证的辨别及配穴

证型	辨别要点	配穴
行痹（风痹）	疼痛游走不定	膈俞、血海
痛痹（寒痹）	痛势较甚，痛处固定，遇寒加重	肾俞、腰阳关
着痹（湿痹）	关节酸痛、重浊、漫肿	阴陵泉、足三里
热痹	关节肿胀，灼热疼痛	大椎、曲池

大椎、膈俞、肾俞、腰阳关均位于颈、背部，大椎在低头时颈后最高凸

的骨头下，膈俞、肾俞、腰阳关分别在第七胸椎、第二腰椎、第四腰椎棘突下，旁开1.5寸（约2厘米）。在找这几个穴位的时候，不妨借助一下人体自身的骨性标志来快速定位，肩胛骨的下角平对的就是第七胸椎棘突或棘突下，两侧髂嵴最高点连线对应第二腰椎棘突或棘突下，确定这两个位置后，膈俞、肾俞、腰阳关就很好找了。

血海位于膝盖附近，在股前区，股内侧肌隆起的地方；曲池在手肘，曲肘90°，肘横纹外侧端与肱骨外上髁连线的中点。

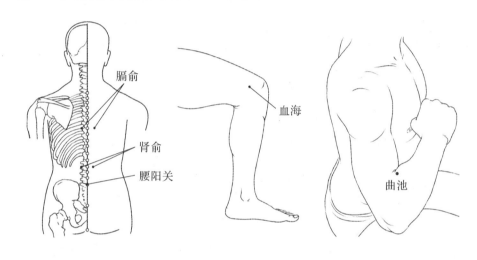

（2）过敏

中医不讲过敏这个词，而是说素体不耐，外受了风、热、湿、毒，导致人的肌体脏腑功能的失调、气血失和，以致产生皮肤的病理变化。

过敏主要与肺、脾、肾三脏功能失调有关，其发病原因无外乎两个方面，一是表气虚，防卫外邪能力差；二是内在功能失衡，代谢产物聚集，使内热严重，透发肌表。

★打喷嚏、鼻子痒

过敏的重要症状，就是打喷嚏不断，鼻子痒，还有不少人会鼻塞。建议大家可以多摩擦鼻子。方法很简单，将两个拇指外侧相互摩擦，在有热感时，用拇指外侧沿鼻梁、鼻翼两侧上下按摩30次左右。

还有一个非常有效的方法是按摩鼻翼两侧的迎香穴、上迎香穴。它们都是治疗鼻部疾病的重要穴位。方法是将双手大鱼际擦热后，擦摩鼻旁鼻唇沟，从迎香到上迎香，反复纵向擦摩，使局部发红发热即可。

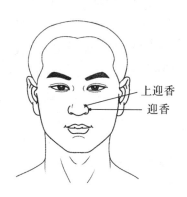

上迎香
迎香

★ 皮肤瘙痒

如果皮肤过敏瘙痒难忍，涂药膏又怕产生激素依赖，可以在膝关节内上方的止痒三角区内走罐。该区域有三个穴位，即：肝经的合穴曲泉穴、脾经血海穴、经外奇穴百虫窝。

血海，足太阴脾经穴，取穴时屈膝，在大腿内侧，髌底内侧端上2寸，当股四头肌内侧头的隆起处。百虫窝，是经外奇穴，取穴时屈膝，在大腿内侧，髌底内侧端向上3寸处。曲泉，足厥阴肝经合穴，位于膝内侧部，屈膝内侧横纹端，当股骨内上髁后缘，半腱肌、半膜肌止端前缘凹陷处。

由于肝主藏血，脾主统血，所以曲泉与血海配合，可以共同起到养血的功效，血行风自灭，养血便可祛风止痒。百虫窝是止痒的经验效穴，在足太阴脾经的循行线上，具有活血止痒的功效，可以配合血海迅速止痒。如果不方便走罐，对这几个穴位也可以进行热擦或者刮痧。

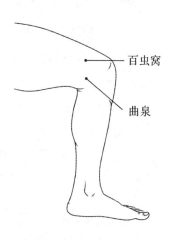

百虫窝
曲泉

Tip：走罐

　　也叫推罐，即在拔罐前，先在所拔部位的皮肤或罐口上，涂上一层凡士林等润滑油作为介质，再将罐吸拔于所选部位的皮肤上，然后以右手握住罐子，以左手扶住并拉紧皮肤，再向上、下、左、右，在需要拔的部位往返推动，直到所拔部位的皮肤红润、充血时，将罐起下。

★荨麻疹

　　我们再来说说另一种常见的皮肤过敏症——荨麻疹。导致荨麻疹的外因有风寒、风热之分，内因有脾胃虚弱、湿邪内盛等。

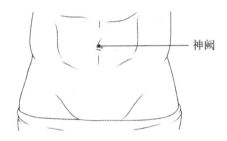

神阙

　　治疗荨麻疹，应以神阙为主穴。神阙穴是任脉上的穴位，具有健运脾阳、和胃理肠、温阳救逆的作用。在此穴处拔罐，能祛风利湿，使内邪由此而出。

　　操作时，可以先对神阙穴进行艾灸；然后闪罐，即将罐子拔在穴位上，然后立即取下，再迅速拔住，反复多次地拔上起下；闪罐后再艾灸神阙穴。这种方法可以补表气、透内热。

　　如果内热过重，还可以配合少商、肺俞两穴刺血。

扫码看讲座
谷雨

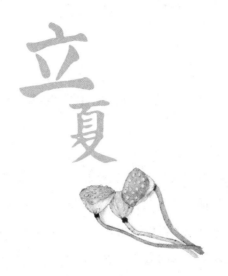

立夏养心安神

立夏物语

立夏是农历二十四节气中的第七个节气，夏季的第一个节气，表示盛夏时节的正式开始，太阳到达黄经45°时为立夏节气。斗指东南，维为立夏，万物至此皆长大，故名立夏也。

这个节气在战国末年（公元前239年）就已经确立了，预示着季节的转换，为古时按农历划分四季之夏季开始的日子。如《逸周书·时讯解》云："立夏之日，蝼蝈鸣。又五日，蚯蚓出。又五日，王瓜生。"即说这一节气中首先可听到蝼蝈在田间的鸣叫声，接着大地上便可看到蚯蚓掘土，然后王瓜的蔓藤开始快速攀爬生长，描述的就是孟夏的物候景象。

实际上，若按气候学的标准，日平均气温稳定升达22℃以上为夏季开始，而"立夏"前后，我国只有福州到南岭一线以南地区才进入真正的"绿树浓阴夏日长，楼台倒影入池塘"的夏季，而东北和西北的部分地区这时则刚刚进入春季，全国大部分地区平均气温在18～20℃，正是"百般红紫斗芳菲"的仲春或暮春季节。

立夏节气对人体的影响

1. 心阳升，心火易旺

五脏之中的心对应夏，"心为一身之主，脏腑百骸皆听令于心，故为君主""心主神，为神明之用"。当夏日气温升高后，加剧了人们的紧张心理，极易烦躁不安，心火过旺，好发脾气，容易出现口舌生疮、失眠等问题。

现代医学研究发现，人的心理、情绪和躯体可通过神经与内分泌系统及免疫系统互相联系、互相影响。所以，此时不仅仅是情绪波动起伏，肌体的免疫功能也较为低下，起居、饮食稍有不妥，就会发生各种疾病，从而影响健康。特别是老年人，由发火生气引起心肌缺血、心律失常、血压升高的情况并不少见。

2. 伤津耗气

立夏节气以后，暑气蒸腾，暑邪伤人，可致腠理开泄而多汗。汗出过多，不仅损伤津液，使人体出现口渴喜饮、尿赤短少的症状，而且气随津泄，还易耗气，故而人体容易出现食欲不振、身倦肢软、消瘦等苦夏症状。"立夏"后由于天黑得晚、亮得早，人们往往容易晚睡早醒，造成睡眠不足，白天常打盹。13 ~ 15 时是一天中气温最高的时段，人易出汗，出汗多散热慢，血液大量集中于体表，大脑血液供应相对减少，午饭后消化道的供血增多，大脑的供血就更为减少，人就易精神不振、昏昏欲睡。

立夏养生原则

1. 养心安神

"春夏养阳，秋冬养阴"，中医认为，五脏之中的心对应夏，心通于夏气，心阳在夏季最为旺盛。从养生的角度看，立夏后，人体要顺应天气的变化，重在养心。中医认为"暑易伤气""暑易入心"，因此，值此时节，人们要重视精神的调养，加强对心脏的保养，尤其是老年人要有意识地进行精神调养，保持神清气和、心情愉快的状态，切忌大悲大喜，以免伤心、伤身、伤神。

中医认为"夏气与心气相通"，立夏养生要注意早睡早起，重视"静养"，避免运动过后大汗淋漓，"汗"出伤阳。

立夏节气常常衣被单薄，即使体健之人也要谨防外感，一旦患病不可轻易运用发汗之剂，以免汗多伤心。老年人更要注意避免气血瘀滞，以防心脏病的发作。故立夏之季，情宜开怀，安闲自乐，切忌暴喜伤心。清晨可食葱头少许以畅通气血。立夏以后饮食原则是"春夏养阳"，养阳重在"养心阳"。养心可以多喝牛奶，多吃豆制品、鸡肉、瘦肉等，既能补充营养，又可达到强心的作用。具体到膳食调养中，我们应以低脂、低盐、多维、清淡为主，平时多吃蔬菜、水果及粗粮，可增加纤维素、维生素 C 和维生素 B 族的供给，能起到预防动脉硬化的作用。总之，立夏之季要养心，为安度酷暑做准备，使身体各脏腑功能正常，以达到"正气充足，邪不可干"的境界。

2. 多食粥糜

夏季炎热，会造成体内丢失的水分多，脾胃消化功能差，所以多进粥食是夏季饮食养生的重要方法：早、晚进餐时食粥，午餐时喝汤，这样既能生津止渴、清凉解暑，又能补养身体。有条件的话，可以在煮粥时加些荷叶，荷叶是一味药，它可醒脾开胃，有消解暑热、养胃清肠、生津止渴的作用。

立夏经络养生

1. 未病先防

总原则——养心安神

★神门养心

养心安神可以选择神门穴。临床上，神门穴对于心慌、失眠、安定心神的作用非常强。

中医养生主张一个"平"字，即在任何情况之下都不可有过激之处，夏季心为主，同时心为五脏六腑之大主，为主宰，有"心动则五脏六腑皆摇"之说，心神受损又必涉及其他脏腑，所以养心很重要。在情志方面，喜为心之志，这"喜"是在不过的情况下，能舒缓紧张的情绪，使心情舒畅气血和缓；如果"过"喜则会伤心，心伤则心跳神荡，精神涣散，思想不能集中，甚则精神失常，夏季养生重点突出"心静"二字就是这个道理。

在我们手腕小指根部，靠近手掌侧，这里可以摸到圆圆的骨头，叫作豌豆骨，在豌豆骨的内下方凹陷处，腕部横纹上，这个穴位就是神门穴。夏天的时候，没事就可以将一手拇指立起来，用指尖点揉这个穴位，直到穴位局部出现较明显的酸胀感，可以帮助我们缓解浮躁的情绪，让我们晚上睡觉变得更安稳。

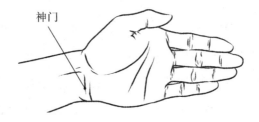

神门

★养心安神，穴位甘麦大枣汤

甘麦大枣汤功效是养心安神、和中缓急。主治心阴不足，肝气失和之脏躁，精神恍惚，喜悲伤欲哭之症。我们的身体上也自备了"甘麦大枣汤"。选取神门、内关、合谷穴三穴。其中主穴神门，为心经原穴，如君药小麦之益心气、养心血、安心神；配穴内关，心包经络穴，沟通三焦经，既益气和中，又调畅三焦气机，功如佐药大枣之补脾柔肝之效；再配理气要穴合谷，如甘草缓肝之急。三穴均在手上，自我操作方便，平时多点揉，谓自备"甘麦大枣汤"。

Tip：甘麦大枣汤

组成：甘草、小麦、大枣。

功效：养心安神，和中缓急。

主治：妇女脏躁，症见精神恍惚，常悲伤欲哭，不能自主，心中烦乱，睡眠不安，甚则言行失常，呵欠频作，舌淡红苔少。

神门，位于腕部，腕掌侧横纹尺侧端，尺侧腕屈肌腱的桡侧凹陷处。内关穴，位于前臂掌侧，腕横纹上2寸，掌长肌腱与桡侧腕屈肌腱之间。合谷穴，在手背，第一、二掌骨间，当第二掌骨桡侧的中点处。或以一手的拇指指骨关节横纹，放在另一手拇、食指之间的指蹼缘上，当拇指尖下是穴。

在睡前点揉或艾灸此组穴位，可以起到养心安神的效果。

2. 已病防变

失眠

失眠在中医学称之为"不得卧"或"不寐"。是指经常不能获得正常睡眠为特征的一种常见疾病。轻者入眠困难，或入睡后易被惊醒，醒后不能再入睡。甚至可整夜不能入睡，常伴有头痛、头晕、健忘等症状，严重时会影响正常的日常生活。

失眠的病位在心，与肝、脾、肾、胆、胃等脏腑密切相关。基本病机是心神失养或心神被扰，心神不宁，或阴跷脉、阳跷脉功能失衡，阳盛阴衰，阴阳失交。治疗以督脉、手少阴及足太阴经穴为主。可以选择百会、神门、三阴交、照海、申脉、安眠作为主穴。

失眠的论治

证型	主症	兼症	主方
肝郁化火		情绪不宁，急躁易怒	龙胆泻肝汤
心脾两虚		心悸健忘，纳差倦怠	归脾汤
阴虚火旺	入睡困难，或睡而易醒，甚至彻夜不眠	五心发热，心烦梦遗	黄连阿胶汤合朱砂安神丸
心肾不交		心悸多梦，腰膝酸软，耳鸣	六味地黄丸合交泰丸
心胆气虚		多梦易惊，胆怯，惊恐	安神定志丸合酸枣仁汤
痰热内扰		打嗝、反酸、嗳气	黄连温胆汤

立夏节气，心气始旺，若作息不规律，护养不当，很容易损伤心气，出现心脾两虚的失眠症状，这个时候，还可以试一试我们的穴位归脾汤。

归脾汤是治疗心脾两虚的经典方剂，它以补养心脾为主，脾气旺盛则气血生化之源充足，从而令心血旺盛。

在我们的身体上，足三里、阴陵泉配气海穴，具有健脾益气的功效，主补脾气；神门穴、太渊穴配足三里，具有养心安神的功效，主养心血；血海穴补血活血，功效如同当归；太白穴加太冲穴，既有木香理气醒脾的功效，又能以太冲行气之功来辅助各穴发挥作用。以上各穴结合在一起，就是身体自备的归脾汤。

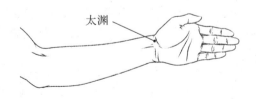

太渊

Tip：归脾汤

组成：白术、当归、茯苓、黄芪、龙眼肉、远志、酸枣仁、木香、甘草、人参。

功效：养血安神，补心益脾，调经。

主治：思虑伤脾，发热体倦，失眠少食，怔忡惊悸，自汗盗汗，吐血下血，妇女月经不调，赤白带下等见有心脾气血两虚者。

除此之外，我们还有更加简单易行的方法来缓解和治疗失眠，只用一个穴，轻松搞定！印堂就在我们的眉心，两眉头连线的中点。前额印堂的部位属心属脑，它的颜色变化可以反映一个人的神志状态。一般劳心耗神的人印堂容易发红，且常常意味着睡眠有问题。"开天门"可以安神助眠，每天晚上临睡前，将食指和中指并拢，从印堂的位置依次螺旋状往上按摩，自己这样按揉 3～5 分钟，就可以睡得安稳啦。

如果失眠较重，我再教大家一招：找一粒绿豆，用胶布贴在两眉之间，给印堂一种压迫感，一样有助于安神。中午想短暂休息下，就不建议"开天门"了，可改成从印堂开始，沿着眉毛的上缘，依次往两旁捋，以免睡得太沉，影响工作。

胡思乱想导致的失眠，实际上是由于心火亢盛所致，心火扰动了心神，心神不宁就失眠了。重掐劳宫穴，并在中冲、少冲两穴刺血，就能清心消烦，以降心火，专治胡思乱想导致的失眠。劳宫为心包经荥穴，中冲、少冲则为心包经和心经井穴。

取劳宫穴时，将中指自然弯曲，点在手掌心上的位置便是。取中冲穴时，仰掌，微屈指，左手中指末节尺侧距指甲根角0.1寸处。少冲穴则在小指末节桡侧，距指甲根角0.1寸处。

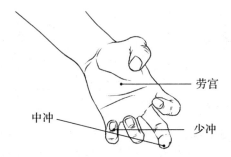

人们常说"大动肝火"，气得睡不着！这类失眠多是肝火扰心造成的，应从疏肝清心入手。除重掐劳宫，中冲、少冲刺血以泻心火外，再配合肝俞、心俞刺血拔罐，以肝俞为重。

取肝俞穴时，需正坐，在背部，当第九胸椎棘突下，旁开1.5寸，而心俞穴则在背部，当第五胸椎棘突下，旁开1.5寸。肝火和心火同时得到清泻，好眠便随之而来。

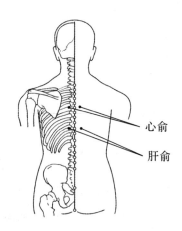

古人有言："胃不和则卧不安。"一时贪了口腹之欲，就会胃气不和，觉也就睡不好了。可取八脉交会穴——内关和公孙。

内关穴位于前臂内侧，中央腕横纹上两指处。公孙穴在足内侧缘，第一跖骨基底部前下方，赤白肉际处。按摩两穴，和胃降逆、宽胸理气。胃气和则心神安，失眠自然就好了。

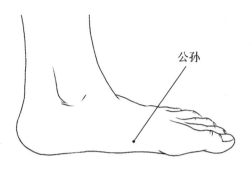

公孙

　　"明天和意外，不知道哪个先来"，遭遇突发状况，想要一夜安眠难上加难。此时多半心胆气虚，心神失常，可选择心、肝、胆的原穴——神门、太冲、丘墟。

　　神门位于腕部，腕掌侧横纹尺侧端，尺侧腕屈肌腱的桡侧凹陷处。太冲则在足背，当第一、二跖骨底结合部前方凹陷中，可触及动脉搏动处。丘墟位于足外踝前下方，当趾长伸肌腱的外侧凹陷处。

　　按摩此三穴，可养心血、安心神、补肝阴、引胆火归元，治疗因惊吓导致的失眠。

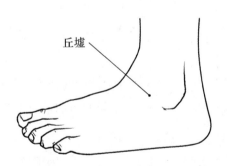

丘墟

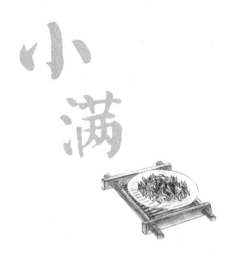

小满未病先防

小满物语

小满是夏季的第二个节气。小满的含义是夏熟作物的子粒开始灌浆饱满，但还未成熟，只是小满，还未大满。每年5月20～22日太阳到达黄经60°时为小满。

《月令七十二候集解》中记载："四月中，小满者，物致于此小得盈满。"这个时候，正是北方夏熟作物籽粒逐渐饱满的时候，同时，也是南方地区进入夏收、夏种的季节。

南方地区有"小满大满江河满"的说法，反映了这一地区降雨频、雨量大的气候特征。一般来说，如果此时北方冷空气可以深入到我国较南的地区，南方暖湿气流也强盛的话，就很容易在华南一带造成暴雨或特大暴雨，因此，小满节气的后期往往是这些地区防汛的紧张阶段。

对于长江中下游地区来说，如果这个阶段雨水偏少，可能是太平洋上的副热带高压势力较弱，位置偏南，意味着到了黄梅时节，降水可能就会偏少。因此有民谚说"小满不下，黄梅偏少""小满无雨，芒种无水"。

总的来说，在小满节气到下一个节气芒种期间，全国各地都渐次进入了夏季，南北温差进一步缩小，降水进一步增多。

小满节气对人体的影响

1. 阳气升而未盛，因人而异

小满节气，阳气不断上升，但在程度上还远没有到达最鼎盛时期。人体对此时阴阳变化的反应也因人而异。例如一些冬天阳气潜藏较好的人会表现为心中不烦躁，喜欢吃温补之品且没有热象，可以吃温性和热性的食物；而那些冬季潜阳不利者，则会表现为心中烦躁、面红头晕，这是阴不制阳、浮阳外越之象。

2. 多雨潮湿，易诱发湿性皮肤病

小满节气正值五月下旬，气温明显增高，如若贪凉卧睡必将引发风湿症、湿性皮肤病、风疹等疾病。中医学认为人体是一个有机的整体，人与外界环境也是息息相关的，人类只有掌握自然规律，顺应自然变化，保持体内外环境的协调，才能达到防病保健的目的。

3. 胃肠道疾病多发

小满节气时气温已渐升高，相对应的肠道传染病的病原生长繁殖也日趋活跃，原因在于夏季食物容易腐败变质，引发胃肠不适，倘若不注意饮食卫生，就可能诱发胃肠道疾病。比如幼儿群体，常由于饮食不节、食量过大或患感染性疾病（如感冒、肺炎等）引起呕吐、腹泻；有的还可以引起中毒，出现腹痛、发热等；若是吃了沾染痢疾杆菌的食物，极易患上急性痢疾，表现为拉脓血便，这种病发病急、变化快，需及时就医。

小满养生原则

1. 情绪调养

小满时，人的心火偏旺，容易脾气暴躁、烦躁不安。而心理、情绪与体内的神经、内分泌和免疫系统关系密切。当人受到负面情绪影响时，身体的免疫力会下降，容易患上各种疾病。尤其对于老年人而言，情绪剧烈波动后风火相扇，气血上逆，可引发高血压、脑卒中等心脑血管病，危害则更甚。因此，小满时节要注意保持心情舒畅，尽量抑制怒火，防止意外发生。

2. 积极运动

配合饮食的养生，起居活动也要做到与自然规律相协调。进行广泛的户外活动，与自然万物同气相求。通过运动，使自己融入自然，激发阳气充实身体。小满时天气虽然还没那么炎热，但是在小满节气运动时仍要注意忌大汗。根据中医"春夏养阳"的原则，此时节运动不宜过于剧烈，因为剧烈运动可致大汗淋漓，不仅伤阴，也伤阳气。宜选择散步、慢跑、打太极拳等运动方式，锻炼时间不宜过长，每次 30 ～ 40 分钟为宜，运动强度不可过大，以汗出为度。

3. 合理睡眠

睡眠方面，应该天黑即睡觉，天亮即起床。积极运动起来，是与夏天相和谐，也是在夏天保健的正确方法，但是要避免大量出汗。倘若缺乏运动，夏天未接触充足的阳气，身体会因缺少热量的储存而怕冷，到了秋天，体内阳气匮乏，到冬天时就极容易患病。

小满经络养生

1. 未病先防

勤耕"中丹田"

膻中位于胸之内、肺之间、心之外、胃之上、乳之旁，所以它对心、肺、胃、乳的功能以及整个胸的功能（包括自主神经系统的一套体系）都有调控和辅助作用，被称为"气会""中丹田"。

膻中穴对于人体的心肺功能有很大的帮助，但是，针刺或艾灸膻中时，会有一定的禁忌，比如：对于阴虚的患者，或者是非常容易心慌、气短，对外界的适应性比较差、容易敏感、焦虑的患者，需要特别小心。因为此处离心非常近，而且还有自主神经系统，所以当你用艾灸或者针刺的手法过重，容易引起心慌，或者加重患者心慌、心律失常的症状。

在日常的保健中，不用针，也不要先用艾灸（艾灸不是万能的，它引起的不适感也很多），推荐大家用手按摩，用手掌大鱼际的部位（这个部位对应着心肺，是手太阴肺经循行的部位），置于两乳之间膻中所在部位（最好不要隔衣物），上下摩擦，擦至此处有热感向内渗透。若能在擦的过程中，打个嗝或者嗳气，则说明热的传递刺激到横膈，让横膈舒张，缓解了压力，这时候出现了通气的现象。这样的情况是对心肺的轻柔的、缓和的、舒适的刺激，特别有助于缓解心律失常。

如果年轻人，每天都在活动，肠蠕动比较快，通过舒展前胸做扩胸运动，也可以起到锻炼膈肌的作用。但是对于一些年弱体虚的人、不爱经常运动的人来说，他们的膈肌很少得到刺激，所以通过这种被动的方法刺激膈肌，让它舒展，有利于调节胸廓和腹内的压力，从而对心脏和肺的功能起到一个良性的刺激。适合经常做，特别是在小满节气，用膻中穴舒气会的方法来提高身体的免疫力，同时让自己的心肺功能处于一个良性的、柔和的状态，能更好地适应外部的气温的变化。

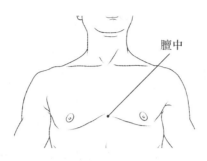

膻中

2.已病防变

湿疹

湿疹是以皮肤表皮及真皮浅层皮损呈丘疹、疱疹、渗出、肥厚等多形性损害为特征，并反复发作的一种疾病。中医认为其发生的内在因素主要与体质、情志、脏腑功能失调有关，外因主要与风、湿、热邪及饮食不当有关。湿邪是主要因素，湿邪黏腻、重浊，故病多迁延。本病病位在皮肤，基本病机是湿热相搏，化燥生风，皮肤受损。该病有以下几种证型，见下表：

湿疹的几种证型特征

证型	鉴别要点
湿热浸淫	发病急，病程短，皮肤焮红潮热，身热口苦，大便秘结，小便短赤
脾虚湿蕴	发病较缓，皮肤轻度潮红，渗液、糜烂，神疲纳呆，大便或溏
血虚风燥	病情迁延反复，皮肤粗糙脱屑、开裂，头昏乏力

小满节气，已是五月中下旬，湿气热邪重，易生湿疹。中医治疗采取清热利湿的方法，选取手阳明、足太阴经穴位。主穴：曲池、阴陵泉、血海、阿是穴、风市。

曲池是手阳明大肠经穴，能清泻阳明热邪，取穴时屈肘，曲池穴就在肘部横纹的外侧末端。阴陵泉是足太阴脾经穴，能清化湿浊，取穴时正坐屈膝或仰卧位，在胫骨内侧髁后下方约胫骨粗隆下缘平齐处取穴。血海，也是足太阴脾经穴位，能够活血祛风，位于大腿内侧，髌底内侧端上2寸，股四头肌内侧头的隆起处。而患部的阿是穴，用毫针围刺可疏通局部经络之气，配合风市以祛风止痒。风市是足少阳胆经穴，是治疗瘙痒的效穴。取风市穴时，直立垂手，掌心贴于大腿时，中指尖所指凹陷中，髂胫束后缘。

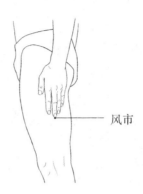

风市

中医讲究辨证论治，根据证型和发病部位的不同，还需要在以上主穴的基础上，选取配穴：

湿疹的配穴

证型	配穴
湿热浸淫	合谷、内庭
脾虚湿蕴	足三里、脾俞
血虚风燥	膈俞、三阴交
发病部位	配穴
阴囊湿疹	箕门、曲泉、蠡沟
肛门湿疹	长强
肘、膝窝湿疹	尺泽、委中
面部湿疹	风池、颧髎

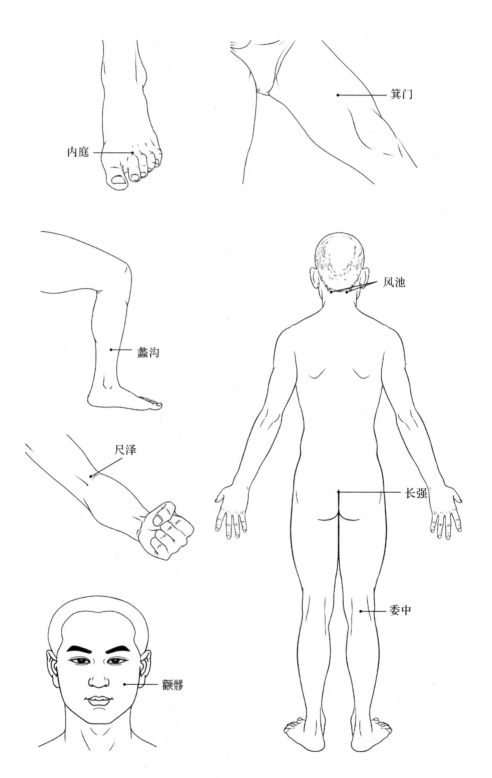

内庭

箕门

蠡沟

风池

尺泽

长强

委中

颧髎

湿为阴邪，易伤阳气。还可以用梅花针叩刺大椎、大杼至白环俞段，激发经气，叩刺强度中等，至皮肤潮红为度。

中医针灸治疗本病能较好地缓解症状，但是对于慢性患者较难根治。所以对于本病，还是防大于治。

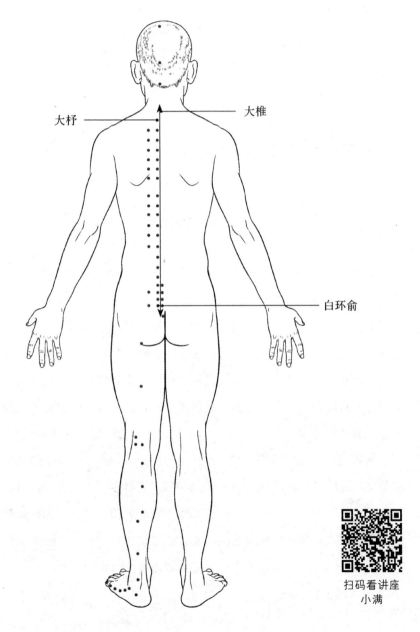

大杼

大椎

白环俞

扫码看讲座
小满

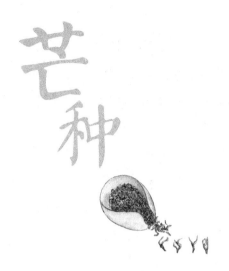

芒种健脾利湿

芒种物语

"芒来入暑荷花稚，种至梅雨泉水清"，芒种是夏季的第三个节气，适逢每年公历的 6 月 5 日左右，太阳到达黄经 75° 时。这个阶段一般在农历四月底或五月初，又叫午月。农历记载："斗指午为芒种，此时可种有芒之谷，过此即失效，故名芒种也。"也就是说，芒种节气是最适合播种有芒的谷类作物，比如麦类，它们在长出麦穗的时候，会有较坚硬的、芒状的像刺一样的部分，可以帮助传粉。芒种也是种植农作物的分界点，由于天气炎热，已经进入典型的夏季了，农事种作过了这一节气，农作物的存活率就越来越低。

芒种后，在我国华南、东南季风雨带稳定，此时是一年中降水量最多的时节，长江中下游地区先后进入梅雨季节，雨日多，雨量大，日照少，有时还伴有低温。宋人范成大的《芒种后积雨骤冷》诗："梅霖倾泻九河翻，百渎交流海面宽。良苦吴农田下湿，年年披絮插秧寒。"此诗绘出了阴雨连绵不止，河满沟平，农夫冒着寒冷身披棉絮插秧忙的画面。

芒种节气对人体的影响

1. 梅雨绵绵，困倦缠身

从芒种开始，天气越来越炎热，真正的夏季要到来了，想象一下，江南连绵不断的细雨，在这梅雨季节里，慵懒地躺在床上，昏昏欲睡，这样的天气，就适合宅在家里。其实在夏季，特别是在芒种前后，人会感觉越来越困倦，在夏季门诊患者中，多数有困倦的主诉，早上睡不醒，白天精神也不好。这是为什么呢？因为当到了夏季芒种时节以后，"湿"就缠上我们的身体了。

Tip：什么是湿？

中医认为湿分内、外，外湿本指自然界多雨或潮湿的气候或环境状态，多发生在夏秋之交，属六气之一。但这种气候或环境状态会使正气虚弱或体质湿盛的人发生疾病，对这些人来说，外湿便成为致病的因素，属六淫之一。内湿则指因各种原因引起的脾脏生理功能失常、体内水湿停聚所形成的病理状态。外湿与内湿虽有不同，但两者在病证表现上有共同的特点，且在发病过程中常相互影响。外湿致病，易伤及脾脏，使湿浊内生，而脾失健运，水湿停聚，又易招致外湿侵袭。无论外湿或内湿，都有阻遏气机、伤人阳气和侵袭脾脏的特点。在病证上又都具有沉重、秽浊、黏滞等特性。沉重是指感受湿邪后，患者常可见头重如裹、周身困重、四肢酸懒沉重、关节疼痛重着等症状。

湿有多种表现形式，液体的可以流动的为湿，液体流动缓慢凝着黏附的为痰，由痰继续凝结为痰核，再进一步发展变为干血、瘀血，这种瘀时间再长一点，就可能变成身体内严重的有形的赘生物、组织增生物，甚至不良的、恶性变的物质。由产生湿，到痰，到痰核，再到瘀的过程，就是疾病由产生再一步步加剧的过程，所以祛湿为重要的保健话题。

俗话说，"春困秋乏夏打盹，睡不醒的冬三月"，好像一年都睡不醒的样子，但是夏天的困倦与别的季节的困倦不一样。比如春天的困倦，这是春阳升发，如果你在前一年的冬季没能很好的闭藏阳气，到春天时阳气升发无力，会感觉头脑不清醒，这是肝阳升发无力造成的困倦。到了夏季空气中的湿度越来越大，人体汗出增多，汗液质黏，汗出不畅，代谢减缓。中医讲夏季养心，心主血脉，心为人体代谢最重要的相当于发动机的部分。在夏季时，心的功能受各种原因的影响，比如低气压（夏季气压低），就造成代谢减缓，于是身体的出汗功能也会受到影响，在此过程中，人体湿气沉积在体内。

湿本质上为人体代谢不掉的物质，叫代谢的垃圾产物，原本是通过汗出、二便、呼吸排出体外，但是在这样特定的节气时间段内，随着出汗减少、低气压、潮湿环境的影响，再加上心肺功能的减弱，代谢的减缓就造成了困倦。这时的困倦，与脾密切相关，湿邪困脾，心脾功能的减弱，心的推动能力减弱，脾的代谢功能也随之减弱，最终导致湿邪沉积。

2. 祛湿不当，反伤脾胃

如今祛湿的话题越来越盛行，有就诊患者主诉：身体偏胖、身体困倦、血脂高、大便稀溏，认为是自己身体有湿邪造成的，然后就吃一些祛湿的东西，比如薏米、赤小豆、茯苓祛湿，初期往往有一些效果，但是越往后，吃的时间越长，效果越不明显，甚至会产生其他的症状。因为这些食物，大多是寒凉性质的，很多人并没有经过医生的指导，就认定自己湿气盛，尤其是想要减肥的女士，长时间或过量食用这一类食物，很容易损伤脾胃阳气。

芒种养生原则

1. 生活起居、饮食调养需顺时

芒种时节，人是因为湿热困扰才会感到身体困重，神疲乏力，这就告诉我们在芒种时节养生要注意防湿热。芒种时节气候湿热，在穿着方面应穿透气性好、吸湿性强的衣服，如棉布、丝绸、亚麻等制品，使衣服与皮肤之间存在着微薄的空气层，而空气层的温度总是低于外界的温度，这样就可达到良好的防暑降温效果。

为防止中暑，芒种节气应常洗澡，这样可发泄"阳热"，但值得注意的是，出汗时不要立即洗澡，以免"汗出见湿，乃生痤疮"。另外，因人经常出汗，衣服应常洗常换。

饮食方面宜清淡。脾主运化，饮食上清淡，可减少脾的负担，遏制内湿的产生。唐代著名医家孙思邈认为："常宜轻清甜淡之物，大小麦曲，粳米为佳"；元代医家朱丹溪曰："少食肉食，多食谷菽菜果，自然冲和之味。"芒种时天气炎热，人体出汗多，饮水增加，胃酸易被冲淡，消化液相对减少，消化功能减弱，人易食欲不振。因此，芒种时饮食须清淡，应多食新鲜蔬菜、水果、豆制品等。

日常运动方面，每天坚持适量的运动，对身体是非常有益的。运动可以纾解压力，活络身体器官，加速湿气排出体外。现代人动脑多、体力消耗少，加上长期待在有空调的密闭空间内，很少流汗，身体调控湿度的能力变差。试试跑步、健走、游泳、瑜伽、太极等运动，有助活化气血循环，增加水分代谢。

夏季天气炎热不适合做剧烈运动，户外需要注意防晒避暑，以免晒伤皮肤。

2.正确祛湿需益心

脾的作用是运化，包括运化水湿和运化水谷。运化水谷指身体对有形营养物质的消化吸收能力；运化水湿指在代谢之后，将代谢产物排出体外的过程，在此过程中，不仅依赖于二便的排泄，还依靠身体的排汗、呼吸功能。

脾的功能为升清，清的物质通过脾上升，而浊的物质通过胃来降浊，此为运化能力。在这过程中主要靠心，心和脾在运化功能上有着非常重要的协调互助关系。在夏季时，除了健脾利湿，增加脾运化水湿的功能之外，更重要的是益心。比如，很多人感觉困倦，排除劳累之后或晚上等因正常生理现象产生的困倦，这里说的困倦，多指晨起后困倦疲乏，总感觉没睡醒、身体困重；中午就餐后就开始犯困，需要睡一会儿，才能继续进行工作；然而到晚上就开始精神振奋难以入睡，像夜猫子一样；到医院做检查，多数都血脂偏高。以上症状都说明问题的核心不在脾胃，而在心、在血脉，是血脉的运行能力、血液交换的能力在减弱。特别是男性在 50 岁之后，女性在 45 岁之后，由于身体内激素水平的变化，血管壁的弹性开始减弱，血管变硬，身体自身的代谢能力越来越低，血管壁的物质交换能力和代谢能力降低，在这样的情况下，人体内的湿浊也就越来越多。

芒种经络养生

1.未病先防与已病防变

（1）总原则——健脾利湿、益心

对于夏季的湿，运动是最佳的调节方法，但有些人不适合做剧烈运动，或没有时间运动，或身体有基础病史，建议在活动的基础上配合一些穴位，增加身体的血液循环。健脾利湿的方法在前面已经介绍了许多，此处不再赘述。

★拍击肘窝、腘窝

在祛湿的过程中，不仅是脾的问题，更重要的是心的问题，心主血脉，所以我们刺激的穴位要在血管的部位上。选择身体两个部位，肘窝和腘窝（膝盖背侧），四指并拢，拍击肘窝和腘窝部，以泛红和轻微起痧为度，每日拍击一次。

选择这两个部位的原因是，四肢的动静脉多保护性的分布在肢体内侧，肘窝与腘窝处血管表浅且易于刺激，比如验血时的抽血部位就在肘窝附近。拍击肘窝与腘窝致泛红就是对血管产生了刺激，血管壁的收缩状态发生改变，对循环系统是一个良性的刺激，但是这个刺激量比较小，所以需要经常拍击，养成习惯，特别是入夏以后，需要每天拍击刺激肘窝、腘窝，对心肺功能、血液循环系统是良性的保健养生办法。

★血管旁穴位刺激

如果想对血管进行针对性的刺激，比如有些人已经明显出现代谢紊乱的情况，影响到了血管的状态，比如高血脂、高血压、高血糖，这三者跟血管功能及血管壁的收缩能力有直接的关联。在治疗时，除了服用软化血管和帮助清除血管垃圾的药物之外，针灸也有针对这一状况的方法。下面介绍一种很好的办法，但自己操作比较困难，在知道原理后，建议找能够使用这个方法的针灸医生，经常操作对血管保健将大有益处。

方法为刺激身体重要动脉部位，若能把针扎在主要的动脉附近，就会看见针体随着动脉的搏动弹跳，这就意味着产生了物理性刺激，血管壁产生了压力性的变化，改变了血管的收缩状态。在血管内，血流是涡流的状况，在不规则的血管壁会产生应力，这种应力为剪切力；在血管内皮上长时间刺激冲刷，该处血管就会增生变厚；血管壁增生到一定厚度后，加上精神压力大，睡眠时间晚，年龄增长，血质黏稠，在此处就会产生赘生物；在高强度的压力下，赘生物可能产生炎性反应及渗出物，导致其容易脱落，形成血栓，进一步可能导致严重的心脑血管疾病。如果在可控的范围内，早期就改变血液流行中的剪切力，就可能让你的血管保持好的状况。

这种效果，仅通过刺激一个穴位是达不到的，需要在身体多个主要血管动脉上给予刺激，比如桡动脉搏动处（太渊穴）、肱动脉（尺泽）、颈总动脉（人迎）、面动脉（大迎）、颞浅动脉（率谷）、腹主动脉、髂外动脉、股动脉（足五里）、足背动脉（侠溪、太冲）等处都有重要穴位，这些穴位无一例外都能改善血管代谢功能。

在针刺上述部位时都有特殊的针刺方法，在程氏针灸的三才针法中，针刺到人部血管壁旁，针随脉动，针刺20分钟给予适当的刺激后，血管壁就得到了良性的刺激，经常针刺对糖尿病、高血压、高血脂等代谢紊乱类疾病的控制及恢复是非常好的良性刺激，特别是患者已经产生的肢端症状，如凉、麻感，皮肤颜色变化，通过这样的刺激都会得到改善。

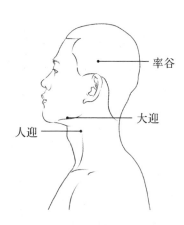

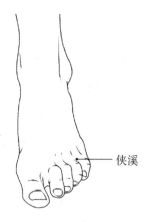

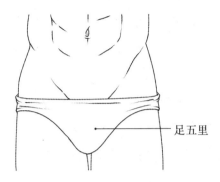

足五里

★按摩极泉

祛湿不能只找脾，还要养心，尤其是夏季，从循环系统做好保健。在家可以自己按摩极泉穴。极泉穴是一个强健心脏的大穴。极泉穴位于人体的两腋窝正中，在腋窝下的两条筋脉之间，腋动脉的搏动之处。如果一个人常常郁闷，他的腋窝下，即极泉穴上，就可能会长出一个包，这是心气瘀滞的现象。或者一个人总是被别人的一个小动作，或者一件突发性事件吓倒，心跳加快，并且感到胸闷、头晕、头疼、出汗、浑身无力，甚至不想吃饭，这就是心悸，这说明心脏已经过度疲劳了。这时，只要弹拨腋窝下面的极泉穴，就能把包块化解掉，缓解心经郁滞造成的疾病。

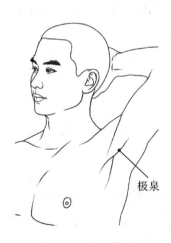

极泉

按摩极泉穴，治疗心脏疾病：按摩时，用一只手的中指指尖按压另一侧腋窝正中的凹陷处，有特别酸痛的感觉，再用同样的方法按压另一侧的穴位，先左后右，每次早晚各按 1 次，每次揉 1 ~ 3 分钟。

如果觉得极泉穴不好刺激的话，可以选用青灵穴，这个穴位的刺法必须要"轻、灵"才可以。在肘横纹内侧纹端向上（即向肩的方向）约两指处，用 1 寸针迅速刺入，刺入的同时手指快速抖动几下，轻微的麻电感迅速放散到中指指尖——迅速、有效。

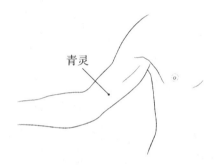

★至阳、灵台

极泉、青灵穴能够补心气，刺激循环系统，让其功能正常。另外还有两个穴位——至阳穴、灵台穴则可以起到补心阳的作用，这时候采用艾灸的方法，灸 3 ~ 5 壮，直接灸 10 ~ 20 分钟。

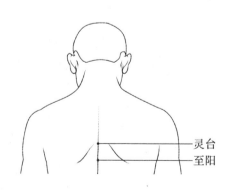

至阳穴在第七胸椎棘突下凹陷中，也可以从两侧肩胛骨下角做一连线，连线与后正中线相交的地方即是第七胸椎，再用手来触诊棘突下凹陷来定位该穴。

灵台在沿着至阳穴往上，就是我们的第六胸椎棘突下凹陷中。两个穴位比较靠近，还可以通过拔罐来进行刺激以振奋心阳。

（2）辨体质，讲养生

芒种节气，湿热体质（长痘族）尤需注意：

湿热体质的人脸上总是油光满面，看起来不够清爽，而且很容易长痘痘。脸上长痘，背后、臀部也起小疖肿，大痘下去后，新的痘痘又长起来了。我们形象地称之为"长痘族"。长期居住在潮湿的环境里或者处在温度高、湿度高的气候里，都容易变为湿热体质。但是湿热体质的形成并不完全是气候因素，自身的饮食、生活习惯等因素才是关键。喜欢吃甜食和肥腻之品，或长期饮酒的人，大多属于湿热体质。

湿热体质是一种内环境不清洁，又湿又热，湿热氤氲，排泄不畅的体质。湿热泛于肌肤，则见形体偏胖，平素面垢油光，易生痤疮粉刺；湿热郁蒸，胆气上溢，则口苦口干；湿热内阻，阳气被遏，则身重困倦；热灼血络，则眼睛红赤；热重于湿，则大便燥结；湿重于热，则大便黏腻；湿热循经下注，则阴囊潮湿，或带下量多；小便短赤，舌质偏红，苔黄腻，脉象滑数，为湿热内蕴之象。

芒种节气，气温明显升高，又逢梅雨季节，空气湿度也大，正是湿热体质难以耐受的气候环境。这个时候，我们可以选用循经刮痧的方法调治湿热体质。

取俯卧位，暴露背部，沿督脉和膀胱经从第七胸椎区域自上而下刮至第12胸椎区域，以活血调脾、清利湿热，调治湿热体质。

湿热在人体上部者（颜面），可以取仰卧位，加刮手太阴肺经，顺着经络循行的方向，从胸部往手部刮痧；湿热在人体中部者（脾胃），加刮足阳明胃经,自头部往足部刮;湿热在人体下部者,加刮足厥阴肝经,从足部往腹部刮。每3～7天刮1次,以痧点消失为准。

手太阴肺经

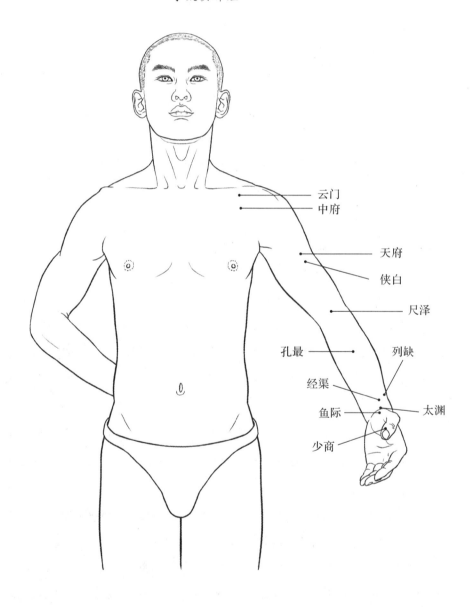

足阳明胃经

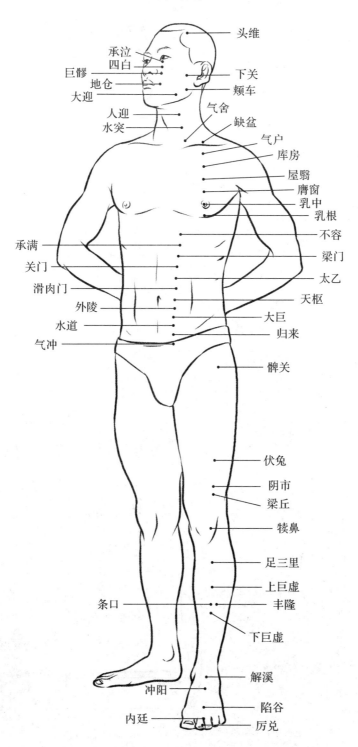

足厥阴肝经

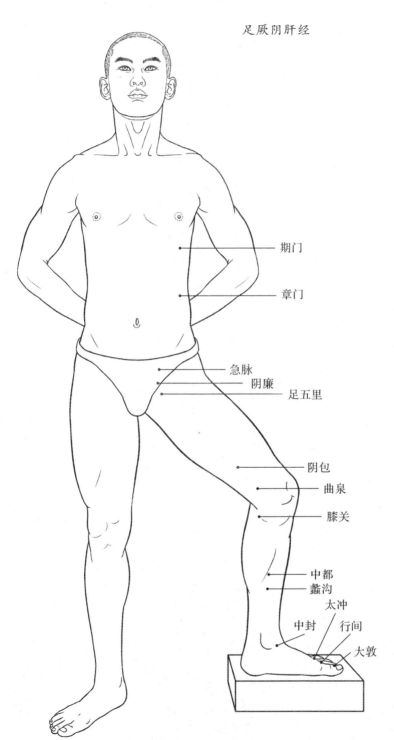

期门
章门
急脉
阴廉
足五里
阴包
曲泉
膝关
中都
蠡沟
太冲
中封
行间
大敦

扫码看讲座
芒种

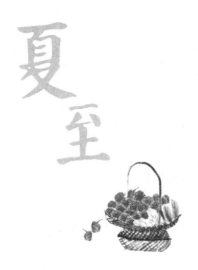

夏至养阳祛湿

夏至物语

"芒种玉秧放庭前，夏至稻花如白练"。过了芒种就到夏至节气。夏至，至者，极也，夏至通俗点讲就是夏天到了。从这一天起，一年里最热的伏天就开始了。通常夏至在每年公历 6 月 20 日，或 21 日，或 22 日。在这天，太阳运行至黄经 90°（夏至点，目前处在双子座），太阳直射地面的位置到达一年的最北端，几乎直射北回归线，此时，北半球各地的白昼时间达到全年最长。

关于夏至天气变化有一首夏至九九歌，描述得很贴切："夏至入头九，洞扇握在手；二九一十八，脱冠首罗纱；三九二十七，出门汗欲滴；四九三十六，浑身汗湿透；五九四十五，炎秋似老虎；六九五十四，乘凉进庙祠；七九六十三，床头摸被单；八九七十二，半夜寻被子；九九八十一，开柜拿棉衣。"夏至后，第三个庚日至第四个庚日的十天为初伏，第四个庚日至立秋后初庚的十天为中伏，立秋后初庚起的十天为末伏。这首歌形象生动地描述了入伏后从炎炎酷暑到逐渐秋凉的天气变化。

"不过夏至不热" "夏至三庚数头伏"。夏至虽表示炎热的夏天已经到来，但还不是最热的时候，夏至后的一段时间内气温仍继续升高，大约再过二三十天，一般是最热的天气了。

夏至以后地面受热强烈，空气对流旺盛，午后至傍晚常易形成雷阵雨。这种热雷雨骤来疾去，降雨范围小，人们称"夏雨隔田坎"。唐代诗人刘禹锡，曾巧妙地借喻这种天气，写出"东边日出西边雨，道是无晴却有晴"的著名诗句。对流天气带来的强降水，不都像诗中描写的那么美丽，常常带来局地灾害。诗人徐书信在"暑雨"一诗中，也对夏日雷雨天气进行了恰如其分的描述："夏日熏风暑坐台，蛙鸣蝉噪袭尘埃。青天霹雳金锣响，冷雨如钱扑面来。"

夏至节气对人体的影响

1. 暑邪初起，暑温来袭

凡夏至之后，立秋之前，致病具有炎热、升散特性的外邪，称为暑邪。而暑邪侵袭人体而导致的疾病，中医称之为暑温。夏季暑气当令，暑性炎热酷烈，暑热之邪伤人极速，多径入阳明气分，亦可直入厥阴，易化燥化火、伤津耗气。夏季天暑下逼，地湿上蒸，加之雨水较多，暑热易与湿气相合形成暑湿之邪。暑湿为患，易困阻中焦，耗伤津气。

夏至，暑邪初起，尚未盛极，但刚经历芒种时节的梅雨天气，地湿之气充沛，湿热蒸腾，人体感觉闷热，汗出不畅或全身黏腻，就算开着空调，仍觉憋闷不舒。

暑多夹湿，暑季不仅气候炎热，且常多雨而潮湿，热蒸湿动，湿热弥漫空间，人身之所及，呼吸之所受，均不离湿热之气。暑令湿盛必多兼感，其临床特征，除发热、烦渴等暑热症状外，常兼见四肢困倦、胸闷呕恶、大便溏稀不爽等湿阻症状。

2. 尚未出梅，湿热难耐

北方相对来说，虽天气炎热，雨水增多，但是湿闷并不明显，大多要到七八月夏末的时候，才会出现湿气重浊的天气。南方则不同，6 月初，我去上海出门诊。不像北方的骤雨，那几天上海全部是阴雨绵绵，空气中湿气重，身处其中，便觉全身黏腻，就算开着空调，仍觉憋闷不舒，这就是上海地区典型的梅雨季节，至少会持续 1 个月。所以生活在有这种梅雨季节地区的人，身体中的湿气自然而然就比较重了。这种湿气指的就是人体外部的湿气，或者叫外因（环境因素）引起的湿邪。但是我认为，人体当中更重要的湿气产生的途径或原因，不是来自于外部，而是来自身体的内因。

3. 阳光猛烈，易伤皮肤

长期的梅雨天气，难得放晴，人们多想晒晒太阳，舒展一下困倦的身体。但是，夏至时节，是一年中阳气最旺的时节，也是太阳高度角最大的时候，光照强烈，紫外线容易损伤皮肤，因此要格外注意防晒。除了用防晒霜、遮阳伞、遮阳帽外，选择合适的衣服也可遮挡紫外线。

夏至养生原则

1. 振奋心阳

夏至时节阳气最旺，此时要注意护固阳气，夏至以后，暑气逐渐旺盛，而暑气通于心，暑热之邪易耗伤心气，也最易内陷心营而致病。我们也应该顺应自然界阳气升发的规律，振奋我们的心阳，提高机体对暑邪的防御能力。

2. 养阳祛湿

夏至养生以护阳祛湿为主，说白了，什么是湿？湿其实就是代谢产物，身体中不能被利用的营养精微物质，变为垃圾，储存在身体中，与此同时，身体中本应代谢出去的产物，也停留在体内。究其原因，是身体中利用—排除的中间环节出了问题。所以我们都知道在除湿的过程中要健脾，故而多用赤小豆、薏米、芡实等，但是，大家关注的都是排，而忽视了中焦的运化。

中焦的运化功能就是脾阳的功能，"阳"就是身体中的动力，"脾阳"就是身体运化水谷、水湿，消化、吸收、代谢的能力的表现。赤小豆、薏米都是凉性的，长期服用，反而会遏制脾阳的运化、升发，所以当我们在用这些药食同源的东西除湿的同时，在里面加入一些生姜末同煮，就能够呵护脾阳，甚至是振奋脾阳。就如北方俗语所说："冬吃萝卜夏吃姜。"夏天吃姜就是为了振奋阳气，更好地代谢、除湿。

夏天，人体容易困倦，出现湿、浊、重、坠的情况，所以我们要从阳气的角度入手，帮助自己除湿。之前在芒种也讲过祛湿，并重在养心气。循环系统功能正常，代谢速度快，湿自然不能在身体中堆积。芒种着重补心气，夏至就必须从护心阳、脾阳来祛湿入手了。

另一方面，夏至已经进入农历五月末，即将步入长夏，中医认为进入农历六月是属于长夏时节，在《素问·六节藏象论》王冰注解："长夏者，六月也。土生于火，长在夏中，既长而旺，故云长夏也。"中医传统藏象学说认为，脾主长夏，长夏在五行属土，在五方属中央，在五气属湿，在五脏属脾，脾主运化，在夏至适当补益脾阳能够更好地祛湿，为长夏的到来做准备。

Tip：长夏和夏有什么区别呢？

中医根据"五运六气"学说，将夏分为夏和长夏，将阴历的四月和五月（阳历的五月和六月）定为"夏"，而阴历的六月（阳历七月）定为"长夏"。夏季属火，对应的脏腑为"心"，所以养心也成为夏季保健的一大关键点；长夏属土，对应的脏腑为"脾"，所以长夏养生的重点是养脾。

3. 顺时起居

夏至是一年中阳气最旺的时节，这天白昼最长、夜晚最短。为顺应自然界阴阳盛衰的变化，夏至时宜晚睡早起，并利用午休来弥补夜晚睡眠的不足，尽量保证每天睡眠时间不少于 7 小时。合理安排午休，一为避免炎热之势，二可缓解疲劳，恢复精神。

在精神上要保持乐观向上的态度。《素问·四气调神大论》曰："使志无怒，使华英成秀，使气得泄，若所爱在外，此夏气之应，养长之道也。"就是说，夏季要神清气和，快乐欢畅，心胸宽阔，精神饱满，不要举凡懈怠厌倦，恼怒忧郁，要像万物生长需要阳光那样，对外界事物拥有浓厚的兴趣，培养乐观外向的性格，以利于气机的通泄。

此外，要清淡饮食，忌食生冷食物，中医认为此时宜多食酸味以固表，多食咸味以补心。《素问·藏气法时论》说，"心苦缓，急食酸以收之""心欲软，急食咸以软之，用咸补之，甘泻之"，就是说藏气好软，故以咸柔软也。夏至时节人体出汗较多，相应的盐分损失也多，若心肌缺盐，心脏搏动就会出现失常。夏至时应顺应自然界的气候变化，以养阳为主。

在运动方式上，宜选择散步、慢跑、打太极拳等舒缓的运动方式，避免强度过大。若运动过激，可导致大汗淋漓。汗泄太多，不但伤阴气，也易损阳气，不利于养阳。运动时最好选择在清晨或傍晚天气较凉爽时进行，场地宜选择在河湖水边、公园庭院等空气清新的地方。

夏至经络养生

1. 未病先防

（1）总原则——养阳祛湿

★振奋心阳

振奋心阳，选取膻中穴、至阳穴、灵台穴等在心的功能区前后的穴位，可促进、调节和提升心的功能，这种方法特别适合心肺功能比较弱的人，比如老年人、体质虚弱的人、有慢性病尤其是心肺功能不全的基础病史的人。比如做过心脏支架手术的患者，快入伏的时候，就会明显出现胸闷、心悸，甚至有哮喘病史的患者还会出现憋闷的情况。此外，不经常运动锻炼的人，也是在这个节气中好发不同程度的心慌、胸闷、气短的主要人群。

这又是为什么呢？这与我们身体中一个非常重要的肌肉群有关。这个肌肉群就是大小菱形肌和上后锯肌，其形状皆是片状，附着于肩胛骨之间，对我们的心脏后壁起支撑作用，不仅联系肩胛骨，还联系1、2、3肋骨。在我们的每一次呼吸过程中，这个肌群都起着支撑、协调运动的作用，此外，在每一次心脏搏动的过程中，起到支撑作用。

如果想要心肺功能得到很好的提升，在夏日中对祛湿起到原动力作用，就必须注重对这个肌群的训练，比如做个简单的扩胸运动，用力收缩肩胛骨，坚持10秒钟，再放松。如果身体不是很虚弱，年龄不大，可以在健身房做相应的器械锻炼，能够有效锻炼身体的胸部肌群、肋间肌群等对心肺功能起支撑作用的肌群。及早锻炼，至年老时，心肺功能性疾病的发病率就能大大的减轻。对于到夏季胸闷、憋气症状明显的慢性病患者，多加强锻炼，这种症状便能适当地减轻。

对于年纪较大、体质较虚的患者，可以采用艾灸的方法，在夏季伏灸的时候，在肩胛骨之间大小菱形肌、上后锯肌的部位，以及灵台、至阳等穴的集中点进行艾灸。这种方法，对肌肉的松弛、力量的增强以及心肺功能的保护，从经络穴位的角度，都有很好的帮助。

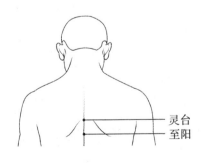

灵台
至阳

★ 健脾阳

在夏至，我们还强调脾阳。心肺在上焦，脾在中焦，中焦的病变指的是膈以下、盆腔以上、两侧髂骨之间这个中段区域出现的一些症状。在这个中段的区域，我们发现，它没有骨骼附着，都是靠肌肉来维持稳定，而我们的腰部经常去做一些比较灵活的运动，所以在这个区域，我们腹肌的训练特别重要，除腹横肌之外，两侧的腹斜肌也非常重要。

从运动指导的角度，非常建议大家在健身房做一些腹部前面肌群、侧面肌群甚至是腰部肌肉的训练，比如"五点支撑""小燕飞"，可以提高腰肌的力量；仰卧起坐，双手抱头，托住后颈，平躺在床上，向上做轻微抬起，可以锻炼腹肌。

这种腹肌的训练也可以通过按摩的方式达到，通过左右交替提捏腰部两侧的肌肉（腹斜肌）使两侧肌肉实现协调性的收缩和舒张以达到训练的效果。这种方法特别适合腹部比较松弛、体质比较虚弱的老年人。

对于腹部肌肉尚且紧实，没有明显赘肉的人，可以将两手放于腹部两侧，促使髋部做左右晃动，通过这种晃动，使肠做规律的蠕动。这种方法对于胃肠功能紊乱或便秘的人非常适合。

对于年纪轻的人，除以上的方法外，还可以通过跳绳使腹腔里的压力产生变化，从而刺激代谢功能的提高。

主动提升脾阳的方法，实际上就是让脾阳活跃的方法。这样的方法，我们应该每天抽时间做，尤其是入夏之后，坚持做相应的运动，调动脾胃功能。若是体质过于虚弱，还需要采用一些被动的方法，比如艾灸，选用前胸的中脘穴、背部的胃俞穴和脾俞穴，前后对灸，可以很好的调动脾阳功能。

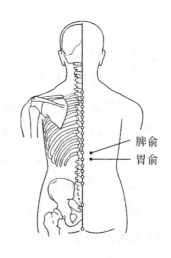

脾俞
胃俞

此外，还需注意少吃凉的东西，"冬吃萝卜夏吃姜"，寒凉的东西吃多了，会遏制脾阳，故需用姜温通的性质，来抵抗寒凉。体质虚弱的人在这个节气就要尽量避食生冷，避免直接位于空调风口之下，在此基础上，加以运动，增加代谢以助排湿。

在我看来，排湿的方法，自身的调动比药物、食物的辅助更重要，若是采用药食的方法未见明显效果，就用我教给大家的运动方法或者穴位刺激的方法，马上就可见到效果了。

Tip：小燕飞

小燕飞的标准做法是：俯卧位，头和胸部抬起，双腿抬起。抬起后坚持 5 秒钟，然后放松，5 秒钟算一次。循序渐进，要求每天做 60 次。可分为 2 ~ 3 次做完，坚持 6 个月以上。

（2）辨体质，讲养生

夏至节气，气虚体质尤需注意：

天气炎热的季节，人们好躲避在空调之下，但长期处于空调的环境之中，容易衍生出所谓的空调病。尤其是气虚体质的人，本就正气不足，再贪凉，更容易犯空调病。

空调病是指身体由于长期处在空调房中，造成身体机能的衰退的一种病症，出现鼻塞、头昏、打喷嚏、乏力、耳鸣、记忆力减退、皮肤过敏等现象，严重的可以出现口眼歪斜、面肌痉挛等，又称为空调综合征。一般空调病最易"袭击"老人、小孩及妇女。

可以选用大椎、足三里、阴陵泉这几个穴位来养生保健，预防空调病。

大椎是手足三阳经和督脉交会的地方，而督脉又是统督诸阳，阳主表，用力点按可以清泻暑热；阴陵泉穴是足太阴脾经的腧穴，是祛湿常用穴；足三里穴是足阳明胃经的腧穴，而足太阴脾经与足阳明胃经相表里，表里经相配穴，可以健脾和胃、清化湿浊。

方法：拇指立起点揉，以局部有酸胀感或酸痛感为宜，每穴 1 ~ 2 分钟。每天 2 ~ 3 次。

2. 已病防变

暑湿感冒

暑湿感冒也被称为夏季感冒，多发生于夏季。夏季天气闷热，湿度比较高，人们容易贪凉，猛吹空调，这样就会给风寒之邪以可乘之机，使体内的暑湿为风寒所遏，疏泄受阻，瘀滞在肌肤表面，引起暑湿感冒。暑湿感冒的典型症状是头晕、恶心。

藿香正气水具有解表化湿、理气和中的功效。用于治疗外感风寒、内伤湿滞或夏伤暑湿所致的感冒，症见头痛昏重、胸膈痞闷、脘腹胀痛、呕吐泄泻；以及胃肠型感冒见上述证候者。

Tip：藿香正气水

组成：苍术、陈皮、厚朴（姜制）、白芷、茯苓、大腹皮、生半夏、甘草浸膏、广藿香油、紫苏叶油。

功效：解表化湿、理气和中。

主治：用于外感风寒、内伤湿滞或夏伤暑湿所致的感冒，症见头痛昏重、胸膈痞闷、脘腹胀痛、呕吐泄泻，肠胃型感冒。

暑湿感冒的症状特点是"内外结合"。暑为阳邪，其性炎热，侵袭人体后，多表现为明显的阳热症状，如高热、烦渴等，但暑中夹湿后，热透不爽，表现为发热不扬，且湿性重浊，因此会感觉头身困重，就像在头上缠上一层

层又湿又不透气的纱布一样，因为外感之邪多侵袭人体阳位，头为上，上为阳，所以常常形容为头重如裹。

同时，湿为阴邪，易阻遏气机，损伤阳气，出现胸闷脘痞的症状，脘指胃脘，痞指因气滞而形成的时而聚、时而散的气块，胃居中焦，气机不畅，中上焦不通，则胸闷不舒。因脾喜燥而恶湿，故湿邪尤其易损伤脾阳，脾阳受困，运化不健，水湿不布，则会出现脾胃不和、食欲缺乏、大便稀溏等消化功能问题。

因为症状内外皆有，所以治疗的时候就要表里结合。推荐两个穴位——外关和内关。外关为手少阳三焦经穴，可行气利水、解暑祛湿，以治外；内关是治疗呕吐非常灵验的一个穴位，为手厥阴心包经穴，可和胃降逆、宽胸理气，以治内。

内关快速取穴：正坐仰掌，微屈腕，近手腕之横纹往上约两指处，在两条肌腱之间的凹陷中，按压有酸胀感。外关快速取穴：抬臂，从腕背横纹中点直上量约 2 横指处，在前臂尺骨与桡骨正中间，与内关相对，用力按压有酸胀感。

两穴同为络穴，位置又内外相应，同时点揉可以交通内外，表里同治。如果热重，则可以参照风热感冒的治疗方法，配合大椎刺血。

扫码看讲座
夏至

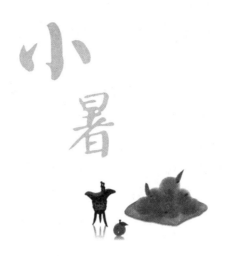

小暑养心护心

小暑物语

小暑是农历二十四节气之第十一个节气，夏天的第五个节气，一般在公历的 7 月 6 ~ 8 日，即农历的六月上旬，表示季夏（长夏）时节的正式开始。太阳到达黄经 105° 时叫小暑节气。《月令七十二候集解》中记载："六月节……暑，热也，就热之中分为大小，月初为小，月中为大，今则热气犹小也。"暑，表示炎热的意思，小暑为小热，还不十分热。意指天气开始炎热，但还没到最热，全国大部分地区基本符合。

小暑的标志就是出梅、入伏，它虽不是一年中最炎热的季节，但紧接着就是一年中最热的季节大暑，民间有"小暑大暑，上蒸下煮"之说。由于出汗多，消耗大，再加之劳累，人们更不能忽略对身体的养护。

与夏至相比，小暑时节，白天已经开始变短了，但是气温却一直升高，这是为什么呢？因为，虽然太阳直射地球的位置已经从北回归线开始往南移动了，但仍然直射北半球，北半球的热量收支仍然是收大于支。所以，在一段时间内北半球的温度还会继续上升，而不会随着日照时间的缩短而马上改变。因为最炎热的日子还没有到，所以民谚说："小暑不算热，大暑三伏天。"

小暑开始，江淮流域梅雨先后结束，我国东部淮河、秦岭一线以北的广大地区开始了来自太平洋的东南季风雨季，降水明显增加，且雨量比较集中；而长江中下游地区则一般为副热带高压控制下的高温少雨天气，常常出现的伏旱对农业生产影响很大，及早蓄水防旱显得十分重要。农谚说，"伏天的雨，锅里的米"，这时出现的雷雨，热带风暴或台风带来的降水虽对水稻等作物生长十分有利，但有时也会给棉花、大豆等旱作物及蔬菜造成不利影响。

小暑节气对人体的影响

1. 气温升高，易伤暑

暑为夏月炎暑，盛夏之火气，具有酷热之性，火热属阳，故暑属阳邪。暑邪伤人多表现出一系列阳热症状，如高热、心烦、面赤、烦躁、脉象洪大等，称为伤暑（或暑热）。

暑温的发生与人体抵御暑热病邪侵袭的能力减弱有着直接的关系。夏月人若劳倦过度，汗出过多；或饮食失节，伤及中气；或禀赋不足，元气虚弱，均可以导致机体抗御外邪的能力下降，暑热病邪乘虚而入，侵袭人体而发病。正如王履所说："暑热者，夏之令也，大行于天地之间，人或劳倦，或饥饿，元气匮乏，不足以御令天下之亢热，于是受伤而为病。"

2. 暑性升散，易伤上，易扰心，易动风

暑性升散，升散，即上升发散之意。升，指暑邪易于上犯头目，内扰心神，因为暑邪易入心经；散，指暑邪为害，易于伤津耗气。暑为阳邪，阳性升发，故暑邪侵犯人体，多直入气分，可致腠理开泄而大汗出。汗

多伤津，污液亏损，则可出现口渴喜饮，唇干舌燥，尿赤短少等。在大量汗出同时，往往气随津泄，而导致气虚，故伤于暑者，常可见到气短乏力，甚至突然昏倒，不省人事之中暑。中暑兼见四肢厥逆，称为暑厥。暑热引动肝风而兼见四肢抽搐，颈项强直，甚至角弓反张，称为暑风（暑痫）。暑热之邪，不仅耗气伤津，还可扰动心神，而引起心烦闷乱而不宁。暑气通于心，暑热之邪最易内陷心营，或煎熬津液为痰，痰热互结而闭阻心窍。

3. 暑天贪凉，易伤脾胃阳气

在夏至时节我讲到过，农历的六月就算是步入了长夏，长夏时，易生湿邪。想象一下，在南方的炎热下午，烈日笼罩着大地上，双脚像灌了铅一般，拖着快要虚脱的身体艰难地走在路上，地面上的热气不断向上攻击着双腿，更可怕的是，那种闷得透不过气的感觉，湿热的空气好似八爪鱼的触手贴在身上，甩也甩不开。这就是三伏天给人的感觉——湿热，闷热，无处躲藏。这时候，躲在空调房里吃冰淇淋最爽快了，可是这时候也正是损伤脾胃阳气的时候。

在外活动后，毛孔舒张，腠理大开，这时候食用冷饮、凉食，损伤脾胃阳气，脾阳不足，则生飧泄。夏季外界气温高，机体内热量不易散发，胃肠道内温度也较高，骤然接受冰凉之物，会导致胃肠痉挛，出现腹痛。在《素问·阴阳应象大论》中有"夏伤于暑，夏生积泄"的记载，小暑节气多雨、高温、潮湿而炎热，给病原微生物的繁殖创造了条件，多发胃肠道疾病。而人体为了适应气候的变化，生理功能会出现相应的变化，比如出汗多、小便少、食欲下降、情绪低落等症状。

小暑节气还要注意心血管疾病，特别是老年朋友，因为夏季汗出得多，有的朋友喜欢整日吹空调、电扇，人体内水分丢失更快，血液浓缩，血液的黏稠度增高，血管弹性下降，很容易诱发急性心梗或加速血栓形成。

小暑养生原则

1. 养心护心静心

小暑气候炎热，人易感心烦不安，疲倦乏力，在自我养护和锻炼时，我们仍然应该护心阳，平心静气，确保心脏机能的旺盛，以符合"春夏养阳"之原则。

人体的情志活动与内脏有密切关系，有其一定规律。不同的情志刺激可伤及不同的脏腑，产生不同的病理变化。中医养生主张一个"平"字，即在任何情况之下不可有过激之处，夏季心为主，同时心为五脏六腑之大主，为主宰，有"心动则五脏六腑皆摇"之说，心神受损又必涉及其他脏腑，所以养心很重要。在情志方面，喜为心之志，这"喜"是在不"过"的情况下，舒缓紧张的情绪，使心情舒畅气血和缓；如果"过"喜则会伤心，心伤则心跳神荡，精神涣散，思想不能集中，甚则精神失常，夏季养生重点突出"心静"二字就是这个道理。

2. 清热祛暑，不贪凉

俗话说"热在三伏"，小暑节气恰在初伏前后，因此在饮食上应注意清热祛暑，宜多食用荷叶、土茯苓、扁豆、薏苡仁、猪苓、泽泻等材料煲成的汤或粥，多食黄瓜、丝瓜、冬瓜、西瓜等蔬菜和水果。同时，家中可备藿香正气水。

小暑时节饮食应以适量为宜。过饥，则营养不足，脾胃生化缺乏"源"，就不能滋养全身，气血就会不足，引起形体倦怠消瘦，正气虚弱，抵抗力降低，甚至罹患其他病症；过饱，会超过脾胃的消化、吸收和运化功能，导致饮食阻滞，出现腹胀、腹痛、泛酸、烧心，甚至厌食、吐泻等食伤脾胃之病。多食生冷寒凉，可损伤脾胃阳气，因寒湿内生发生腹痛泄泻之症。

小暑经络养生

1. 未病先防

（1）总原则——养心护心

★养心安神，穴位甘麦大枣汤

中医方剂甘麦大枣汤具有养心安神、和中缓急的功效，主治心阴不足，肝气失和之脏躁，精神恍惚，悲伤欲哭之证。其实，我们的身体上也自备了"甘麦大枣汤"。

选取神门、内关、合谷穴三穴。神门，位于腕部，腕掌侧横纹尺侧端，尺侧腕屈肌腱的桡侧凹陷处；内关穴，位于前臂掌侧，腕横纹上2寸，掌长肌腱与桡侧腕屈肌腱之间。

其中主穴神门，为心经原穴，如君药小麦之益心气、养心血、安心神；配穴内关，心包经络穴，沟通三焦经，既益气和中，又调畅三焦气机，功如佐药大枣之补脾柔肝之效；再配理气要穴合谷，如甘草缓肝之急。三穴均在手上，自我操作方便，平时多点揉，谓自备"甘麦大枣汤"。

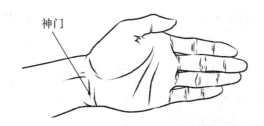

神门

★中脘穴、神阙穴

小暑之气，应平心静气，确保心脏机能旺盛，以符合"春夏养阳"之原则，可以通过按摩穴位，达到养心护心的作用。

中脘位于前正中线上肚脐和胸骨下端连线中点，神阙是肚脐中央。

在夏天的时候，经常吃一些凉的、寒性的食物，那我们就可以在腹部做一些温热的刺激，将掌心擦热之后，置于腹部中脘穴或神阙穴上，做摩动，摩的时候速度要快，不是向下用力，而是在皮肤的表面摩，起到温中散寒的作用。

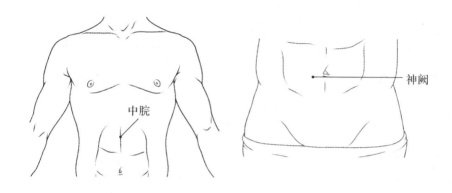

（2）辨体质，讲养生

小暑节气，阴虚体质尤需注意：

暑邪耗气伤阴，对阴虚体质来说，更是雪上加霜。

在立春节气，已经教过大家用掐按太溪、照海穴的方法滋阴清热，除此之外，我们可以选用任督二脉刮痧法来改善阴虚体质。首先，要根据阴虚体质者的受力程度，采取轻刮、慢刮的手法，比普通人的刮痧力度要小一些。一般 3 ~ 7 天刮一次，每次 20 ~ 30 分钟。具体方法如下：

督脉位于背部正中，从大椎穴（颈后最突起的地方）到尾椎骨都可以刮，刮督脉可清热降火、滋阴补肾。

任脉位于人体前面正中线上，从关元穴（脐下 3 寸）到膻中穴（两乳头连线的中点，女性需要根据第四肋间隙来定位）都可以刮。关元穴是人体一大补穴，具有培元固本、补益气血之功效。任脉为阴脉之海，刮任脉可理气养血、平衡阴阳。

任脉

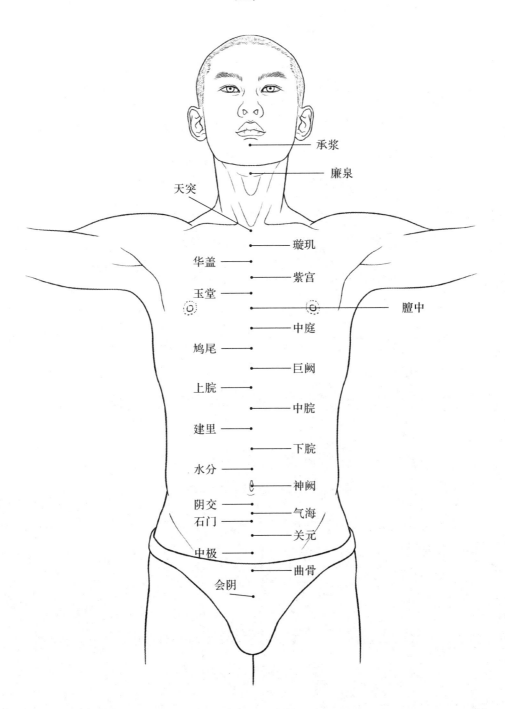

承浆

廉泉

天突

璇玑

华盖

紫宫

玉堂

膻中

中庭

鸠尾

巨阙

上脘

中脘

建里

下脘

水分

神阙

阴交

气海

石门

关元

中极

曲骨

会阴

督脉

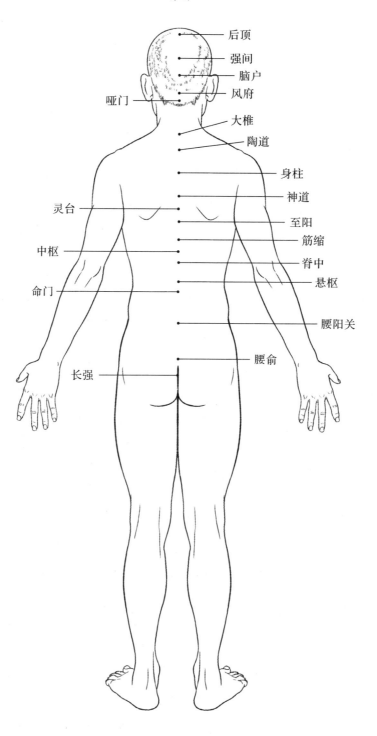

2. 已病防变

气阴两伤，神疲乏力

进入暑期，天气炎热，暑气袭人，流汗太多，也容易耗气伤阴，导致气阴两虚，出现心烦、四肢无力等症状，治疗的时候要以益气养阴生津为主。

Tip：生脉散

方剂组成：麦冬、人参、五味子。

功效：益气养阴，敛汗生脉。

主治：气阴两伤，肢体倦怠，气短懒言，口干作渴，汗多脉虚；久咳伤肺，气阴两亏，干咳少痰，食少消瘦，虚热喘促，气短自汗，口干舌燥，脉微细弱。

生脉散是一个益气养阴、敛汗生脉的方剂，可以缓解症状，让身体恢复活力，是一个很好的保健方剂。

在生脉散的方剂组成中，人参是君药，大补元气，益气生津；麦冬具有养阴清肺，生津敛汗，兼清虚热的功效，是臣药；五味子可以敛肺止渴、止汗，是佐药。三味药合在一起，共同起到补肺益气，养阴生津的功效。

以药性来推穴性，益气生津可以点揉足三里，足三里是气血生化之源，功效相当于人参。养阴敛汗可以点揉复溜和太渊穴。复溜穴是足少阴肾经上的穴位，具有补肾益阴、敛汗清热的作用；太渊穴是手太阴肺经上的穴位，具有补肺气益肺阴的作用。古有"肺主呼气，肾主纳气"的说法，两穴相配

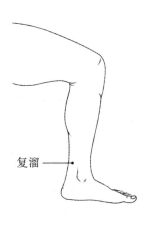

复溜

一肺一肾，且均有益气收敛之性，恰与入肺的麦冬、入肺肾的五味子功效相合。以上三个穴位配合使用，相当于人体自备的生脉散。

复溜快速取穴：正坐垂足或仰卧位，在小腿内侧，太溪上2寸，当跟腱之前缘处。

由于这里是取穴位的补益之效，因此点揉以上诸穴时，手法宜轻柔，操作时间宜长，通过持久的刺激，使刺激渗透到穴位内而获效，心急不得哟！

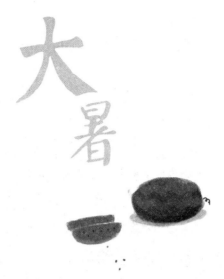

大暑清热解暑

大暑物语

大暑是夏天的最后一个节气，一般在每年的公历7月22～24日，即农历的六月下旬。此时太阳已运行到黄经120°，"斗指未为大暑，斯时天气甚烈于小暑，故名曰大暑。"

《月令七十二候集解》中说："大暑，六月中。暑，热也，就热之中分为大小，月初为小，月中为大，今则热气犹大也。"大暑节气正值"三伏天"里的"中伏"前后，是一年中最热的时期，气温最高，在我国很多地区，经常会出现40℃的高温天气，这时候骄阳如火，大地上热气蒸腾，酷暑难耐，阴雨时，天气仍然闷得令人喘不过气来。这种天气通常会持续一个月。

大暑时节，也是喜温农作物生长最快的时节，同时，很多地区的旱、涝、风灾等各种气象灾害也最为频繁。

大暑节气对人体的影响

1. 高温酷热易伤暑、中暑

大家都知道"热在三伏"。大暑一般处在三伏里的中伏阶段。这时我国大部分地区都处在一年中最热的阶段，而且全国各地温差也不大，刚好与谚语："冷在三九，热在中伏"相吻合。大暑相对小暑，顾名思义，天气更加炎热。古书中说："大者，乃炎热之极也。"暑热程度从小到大，大暑之后便是立秋，正好符合了物极必反规律，可见大暑的炎热程度了。

暑乃夏季的主气。暑为火热之气所化，暑气太过，伤人致病，则为暑邪。暑邪致病，有明显的季节性，主要发生于夏至以后，立秋之前。故《素问·热论》说："先夏至日者为病温，后夏至日者为病暑。"

暑邪致病，有伤暑和中暑之别。起病缓，病情轻者为"伤暑"；发病急，病情重者，为"中暑"。

2. 心火易旺盛

夏应心，大暑时节，湿闷的天气容易使人烦躁、郁闷，再加上生活中不顺心的事情、工作学习上的压力，若是不能很好地宣泄出来，这股憋闷之气，很容易郁久化热，而在这个节气，首先伤的就是心。心火旺，很容易出现发热、口渴、心烦、失眠、便秘、尿黄、面红、口舌生疮、溃烂疼痛等现象。

大暑养生原则

1. 清热解暑

大暑正值"中伏"前后，是一年中气温最高的时候。这个时候往往心气容易亏耗，尤其老人、儿童、体虚气弱者往往难以抵御酷暑，而导致中暑等问题发生，出现头晕、心悸、胸闷、注意力不集中、大量出汗等症状。

要化解这些症状，最好的方法是合理安排工作，注意劳逸结合；避免在烈日下暴晒；注意室内降温；保证充足的睡眠；讲究饮食卫生，正确的饮食可以帮助人体抵御暑湿的侵袭，可以多吃一些冬瓜、薏米、茯苓、山药等食物，最好的方法是以这些食材熬粥或煮汤。

如果已经感觉到头晕了，也可以用芳香型植物来缓解头晕。比如新鲜的藿香叶、薄荷叶、佩兰等，用来煮汤或熬粥。因为新鲜藿香叶的主要功效是芳香化浊、祛暑解表；薄荷的主要功效是疏散风热、利咽透疹、舒肝泻热，可以起到较好的效果，但夏季以湿热为主，服用藿香鲜叶保健是可行的，但要注意不能过度，也不能将其作为治疗疾病的方法。而且藿香和薄荷均不宜久煎，以藿香为例，煮的时间长了其芳香之气会消失，就起不到原有效果了，因此最好在粥、汤煲好前的几分钟再放入。

在大暑节气，典型的"度暑粥"可以选择绿豆百合粥、西瓜翠衣粥、薏米小豆粥，这些食材都具有补气清暑、健脾养胃的功效，可以帮助大家安度盛夏。

2. 冬病夏治

冬病夏治是中国传统医学的一个重要特色，是根据"春夏养阳，秋冬养阴"的理论，利用夏季气温高，机体阳气充沛的有利时机，调整人体的阴阳平衡，治疗某些属于虚性、寒性的疾病，最大限度地以阳克寒，达到标本兼治、预防保健的作用，使一些宿疾得以恢复。

"冬病"指某些好发于冬季，或在冬季加重的病变，如支气管炎、支气管哮喘、风湿与类风湿性关节炎、老年畏寒症以及属于中医脾胃虚寒类疾病。其致病因素往往产生于夏季，因天气炎热，没有立即发作而潜伏于体内，到了冬季则发作或加重，因此，冬病夏防十分重要。"夏治"指夏季这些病情有所缓解，趁其发作缓解季节，辨证施治，适当地内服和外用一些方药，以预防冬季旧病复发，或减轻其症状。

一些虚寒性疾病多半是体内阴盛阳衰，抵抗力明显下降，外邪容易侵入而发病。冬为阴，夏为阳，夏季为阳盛阴衰之季，也正是人体阳气旺发之时，这时，利用夏季阳旺阳升，人体阳气在夏季有随之愈升愈旺的趋势，体内凝寒之气易解的状态，运用补虚助阳药或温里散寒药物，天人合击，最易把冬病之邪消灭在蛰伏状态，这也是中医强调"春夏养阳"的原因。夏季人体阳气充盛，气血流通旺盛，药物最容易吸收，而夏季三伏期间是一年中阳气最旺盛的时候，在三伏天进行贴敷治疗，最易恢复扶助人体得阳气，加强卫外功能，提高机体免疫的效果。

另一个方面，中医认为虚寒疾病与肺、脾、肾三脏关系密切。夏季治疗则以补肾、健脾、养肺为主要法则，以改善神经内分泌功能，改善垂体—肾上腺皮质系统兴奋性使其功能恢复平衡以增强机体免疫力，彻底地改善体质。根据最新现代科学研究表明，夏季穴位贴敷能明显地提高机体免疫的各项指标，调节免疫蛋白的功能，减轻 β 受体的反应，改善机体的免疫状态。

大暑是全年阳气最旺盛的时节，是治疗"冬病"的最佳时间。

3. 祛湿

北京气候最炎热的时间，当属小暑和大暑节气，在这个时间段里天气十分闷热，这种热带有湿气。在前面的芒种、夏至、小暑都有提到要在夏季祛湿，前几个节气重点讲解益心、健脾，通过这两个方面给祛湿打下良好的基础，大暑节气就更侧重点在祛湿上了。在祛湿之前，还是要强调一下为什么用那么大的篇幅讲解健脾祛湿、益心健脾祛湿等祛湿基本问题呢？因为很多人反映服用了祛湿的药物，也使用了一些锻炼方法，为什么还是没有达到祛湿效果呢？

我们已经提到了，湿是人体代谢的产物，这个代谢产物在正常的途径之下，可以祛除于身体之外，比如通过出汗、二便、呼吸就可排出代谢产物。但是如果心阳的搏动功能、脾的转运能力减弱，就不足以通过自身代谢排出去，此时就需要外界的辅助。而外界的药物、锻炼的方法、穴位刺激要想发挥良好的祛湿作用，还是要依赖身体本身的能力。也就是说，如果自身的祛湿能力是100%的话，自身能力减弱10%，则通过外界辅助填补这10%；如祛湿能力减弱90%，则需要外界辅助填补90%，因此，祛湿更关键的是调动自身的能力。大暑时节正值长夏，需要我们调动自身的调解能力，顺应自然。

大暑经络养生

1. 未病先防

（1）振奋心阳

要想调动自身的能力，首先要做的就是振奋心阳，使我们的心肺功能保持旺盛的状态。在这个闷热的节气当中，我们看见很多中年人、老年人、缺乏锻炼的人、慢性病史的人特别难受，对于此类人群，我们建议可以做一些有氧运动，以此调节心肺功能。如果实在做不到，正值三伏贴的节气当中，也可贴敷心俞、厥阴俞、灵台等穴位；若平时自己按摩的话，经常按摩胸前的膻中穴，弹拨腋下极泉等也可调节心肺功能。

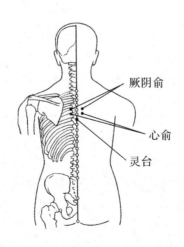

厥阴俞

心俞

灵台

（2）健脾助转运

其次是强调脾阳的作用，在这样的节气中应增强脾转运代谢的能力。其实这个能力是身体的综合能力，除了消化、吸收、在饮食营养代谢等方面的能力之外，还有身体每天在运动、生活过程中，包括身体在代谢中激素的分泌，导致身体内分泌出现的变化，糖脂代谢后的产物等一系列环节都归脾管理。所以脾的能力是非常重要的。

通过运动可以提高人体的心肺功能，同时也可以帮助脾转运。比如前文提到的，对膈肌、腹部肌肉肌群做一个有规律、有节律性的运动，这样的刺激使肠道有规律地上下晃动，就可以让腹部的交感神经兴奋，盆腔内脏器运动幅度加强，帮助代谢，不断改变腹压。

如果运动量不够，或运动后还是填补不了脾自身缺失的能力，可以采用三伏灸的方法。

大暑节气适合三伏灸，可以灸背部的脾俞、胃俞、三焦俞，可促进腹腔内脏腑的功能，提高胃肠的蠕动情况。前面三伏灸贴在中脘、上脘、下脘、水分、气海、天枢、大横等穴位，根据个人的身体情况，是气虚为主、脾阳不足为主、湿气偏重为主等情况来选择不同的穴位。

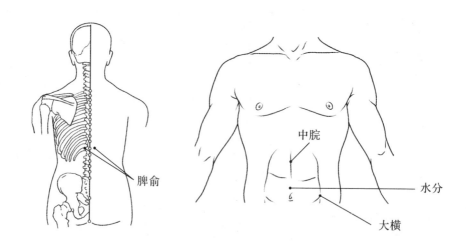

（3）祛湿

益了心、健了脾之后，还要做什么呢？那就是祛湿。

长夏时节，是自然界中湿气比较重浊的时节，此时，我们的食物当中可适当加一些除湿的东西，比如大家熟知的薏米、赤小豆。但是如果在之前没有很好地益心、健脾阳，那么祛湿的效果就不太明显；如果前面已经做了益心健脾的准备，那么再用赤小豆、薏米熬粥祛湿的效果就会更好。

★祛湿保健调节盆腔的方法

在穴位上也是如此，之前有介绍益心的艾灸穴位、贴敷穴位，也有介绍健脾的动作、锻炼的方法，现在要做的是祛湿。湿邪要向下清利，很难从上面透发出来，就要想办法让湿从大小便排出。

以前有介绍腹部中段、侧腹肌、腰肌的锻炼方法，在这里介绍下腹部的锻炼方法，加速盆腔的血液循环、促进腹压、促进神经兴奋，让代谢产物向下排出的功能健运起来。怎么做呢？其实有个简便的方法，坐着就可以完成。

具体方法：取坐位时吸气，随吸气挺胸，气吸到胸部，腹部做收腹动作。憋着气收着腹，此时胸部压力增加，造成横膈以下腹部压力增加；在腹部内收的情况下，腹部往里的压力增加，整个腹压都会加强；吸气收腹，憋住气，在这样的情况下做会阴的收缩，即提肛，此动作要有节律，1提2放3提4放……做十次后放松呼气（即提、放各5次）。然后再吸气憋住如上法，如此反复。

原理：这个动作看似很简单，但是效果非常好，为什么呢？因为在让腹压增加的情况下，通过肛周的括约肌的收缩作用，人为地让腹压波动。底部肌肉有节律的收缩过程中，让盆腔底部的神经得到刺激，可以兴奋膀胱、直肠的功能。

功效：对便秘、排便无力的患者，下腹寒凉、腹型肥胖（赘肉多，鸭梨体型）的患者，只要坚持做这个动作，就能改善上述状况，还可起到减肥的作用，体重均匀下降、排便通畅，腹部寒凉的状况也会适当减轻。

这种锻炼不依赖于什么场地，随时随地什么时间都可以做，养成习惯有时间就做，让功能不断的旺盛起来。此外，在上述基础上，还可配合一些其他的保健方法，比如艾灸。

★艾灸法

艾灸哪里呢？艾灸两侧腹股沟的部位。这个部位为往下肢循环的股动脉循行部位，艾灸两侧腹股沟股动脉搏动处（当气冲、冲门），这种方法可增加下肢的循环，改善下肢的血液循环。如果您有一定的解剖基础，还可艾灸阴陵泉。

为什么阴陵泉有很好的健脾祛湿的作用呢？因为阴陵泉的深部为小腿的动、静动脉循经处，可加速血液循环。

向下灸太溪，也是重要动脉的部位；再向下取涌泉。

从腹股沟部的气冲、冲门，向下灸阴陵泉、太溪、涌泉，这样就可促进下肢的血液循环。上面的腹压在不断变化，促进代谢；下面循环加快，使代谢率加快，脾的利湿作用加强。

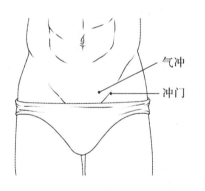
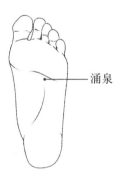

2. 已病防变

（1）中暑

一旦发现自己或其他人有先兆中暑（头昏、耳鸣、胸闷、出汗、口渴、恶心等症状）和轻症中暑（体温高于 38.5℃，除先兆中暑症状外，可有呼吸及循环衰竭早期的症状）表现时，首先要迅速撤离当时的高温环境，选择阴凉通风的地方休息，然后可以试试下面的方法。如果未能缓解，可能就是重症中暑，应立即送到医院进行系统治疗。

★掐人中

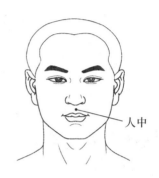

人中穴位于面部正中、鼻唇之间人中沟的上 1/3 与中 1/3 交点处。患者头部应尽量平放，施治者将拇指立起，用拇指指尖用力掐按人中，持续用力 1 分钟，稍放松后重复掐按，直到患者苏醒或症状缓解。

★耳穴刺血

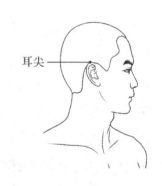

选择耳尖（耳郭向前对折的上部尖端处）、肝（耳甲艇的后下部）、心（耳甲腔正中凹陷处）。准备一支三棱针（医用采血针也可），用 75% 的酒精消毒干净。一手反复揉搓耳朵，特别是耳尖处，使其充血，另一手用三棱针快速点刺耳尖，出血不畅时可用手挤压伤口，挤出 3 ~ 5 滴即可，然后可用干净棉球按压止血。接着耳穴压豆或用棉签点压耳穴肝和心，直到症状缓解。

扫码看讲座
大暑

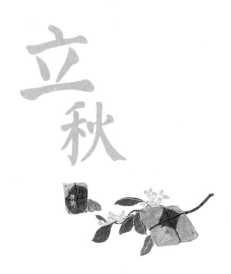

立秋滋养肺阴

立秋物语

立秋，是农历二十四节气中的第十三个节气，也是秋天的第一个节气，标志着秋天的到来："秋"就是指暑去凉来。到了立秋，梧桐树开始落叶，因此有"落叶知秋"的成语。秋季是天气由热转凉，再由凉转寒的过渡性季节。立秋节气到来时，我国大部分地区天气仍然比较热，故而素有"秋老虎"的说法，但总体的趋势是逐渐变凉的。"乳鸦啼散玉屏空，一枕新凉一扇风。睡起秋声无觅处，满阶梧桐月明中。"

我国古代将立秋分为三候，每候5天："一候凉风至；二候白露生；三候寒蝉鸣。"

一候凉风至。虽然夏季的暑热尚未消退，但是早晚的凉意已经渐浓，风也由夏季的湿热之风，转变成凉凉的秋风。从第一片梧桐叶子落下开始，天地间阴阳的变化已经悄悄转换了形势。阴阳之气由春夏的生长转为秋收，由浮转为降，将春生夏长的成果转化为果实收藏起来。人体气血亦同，要开始为来年春夏的生长蓄积能量了。

二候白露生。秋意渐浓，将会出现"白露降"现象，大雨之后或者早晨起来，凉风缓缓吹来，降下茫茫白露，但尚未凝珠，此时的秋是白色的。秋应肺，肺色白。

三候寒蝉鸣。秋天感阴而鸣的寒蝉也开始鸣叫。寒蝉，形小而青赤色。幼蝉色金黄，又名金蝉，蛰于地下靠吸食树木根汁为生。春夏之际，幼蝉出土为成蝉，飞上树梢。成蝉浅金色嵌铜绿，又名黑蝉。在 7 月下旬，雌成蝉开始产卵，8 月上、中旬为产卵盛期，当产下卵后成蝉生命得到延续，悲鸣而去，"寒蝉凄切，对长亭晚，骤雨初歇"。节气流转，进入新一轮的循环，卵孵化后，秋风摇曳落入地下，钻入土中蛰伏。

民间有"早立秋凉飕飕，晚立秋热死牛"的说法，认为如果立秋时间在上午，则天气凉爽；立秋时间若在下午以后，天气就还要热上一阵。

"立秋"节气到来，并不意味秋天来了，季节气候一般根据"平均气温来划分"，当地连续 5 日的平均温度在 22℃ 以下，才算真正进入秋天。我国幅员辽阔，全国各地进入秋天的时间是不同的，所以在立秋时节，我国大部分地区仍然未进入秋天的气候。尤其是中国南方此节气内还是夏暑之时，同时由于台风雨季渐渐过去了，气温更酷热，因而中国医学将从立秋起至秋分前这段日子称之为"长夏"。

立秋节气对人体的影响

1. 人体消耗减少，食欲增加

"夏天过后无病三分虚"，经历了漫长的酷热夏季，人们由于频饮冷饮，常食冻品，多有脾胃功能减弱的现象。经历过"苦夏"，立秋后人们食欲渐渐恢复。立秋时节当中医的长夏时期，长夏应脾，脾气渐旺，因此食欲慢慢恢复。同时秋天是收获的季节，从立秋开始，胃肠节律发生改变，就像那些需要冬眠的动物一样，身体需要补充大量营养，将其储存起来以度过寒冷的冬天。人类是恒温动物，借助衣物保暖，但如果"秋膘"贴补好，到了寒冬，脂肪就会燃烧自己为身体取暖。

从现代医学角度解释，秋季气温逐渐降低，原本体表舒张的毛细血管收缩起来，在体表的血量减少，流入身体内脏器官的血液增多，胃部血流量增加，脾胃功能增强。

2. 温燥伤阴

进入秋季以后，燥邪会影响身体，因为还有长夏的余热，所以立秋时人会容易受到温燥之邪的影响。

什么是温燥呢？温燥偏热，温燥伤肺的症状会使人出现燥热，身热头痛，口干咽燥，咽喉痒痛红肿，声音嘶哑，干咳频繁，干咳无痰的症状，这个时候如果看他的舌头会发现舌红少津，脉象也是脉浮数为主。

3. 情绪易低落

另外，中医认为秋季在五行中内应于肺，而肺在志为悲（忧），悲忧易伤肺，肺气虚则机体对不良刺激的耐受性下降，容易生悲忧的情绪，看到树叶落下，如果在异乡，一种悲凉情绪油然而生，这样人往往会想不开，我们要做到内心宁静，神志安宁，心情舒畅，切忌悲忧伤感，即使遇到伤感的事，也应主动予以排解，以避开肃杀之气，同时还应收敛神气，以适应秋天容平之气。

立秋养生原则

1. 精神调养

精神调养要做到内心平静，神志安宁，心情舒畅，切忌悲忧伤感。

《素问·四气调神大论》中也有记载："秋三月……使志安宁，以缓秋刑，收敛神气，使秋气平，无外其志，使肺气清，此秋气之应，养收之道也。"

秋是肃杀的季节，五行中秋内应于肺，肺在志为悲（忧），悲忧易伤肺，肺气虚则机体对不良刺激的耐受性下降，易生悲忧之情绪，所以立秋后在精神方面要做到内心宁静、心情舒畅，切忌悲忧伤感，即使遇到伤心的事，也应主动予以排解，以避肃杀之气，同时还应收敛神气，以适应秋天容平（形容万物丰收的景象）之气。

2. 起居调养

立秋之后，当"早卧早起，与鸡同兴"，早卧以顺应阳气之收敛，早起为使肺气得以舒展，且防收敛之太过。秋季适当早起，还可减少血栓形成的机会，对于预防脑血栓等缺血性疾病发生有一定意义。一般来说，秋季以晚9～10点入睡、早晨5～6点起床为宜。

立秋乃初秋之季，暑热未尽，虽有凉风时至，但天气变化无常，即使在同一地区也会出现"一天有四季，十里不同天"的情况。因而穿衣不宜过多，否则会影响机体对气候转冷的适应能力，易感风寒。此外穿衣过多，易汗出，将加剧阴液的耗伤。

适量有氧运动，如慢跑、打太极拳等，不宜剧烈运动大汗出，造成气津的耗伤。

3. 防备夏季湿热余威

在这里分享给大家一个小方法，在平时烹饪时，刮下来的丝瓜皮不要丢弃，放置在阳台风干备用。在将要秋分的前几天起，可用干丝瓜皮泡澡或泡茶代水饮，以去除身体内及肌表未代谢出去的湿浊余热，对小宝宝的痱子同样有效且无副作用。您可能会想，这个湿热等深秋凉燥到来，以燥克湿，以凉克热，在理论上是可以的。现实是，热会煎灼水湿，水湿变性变得黏稠有形质，即使是燥邪来克，也只能化解清稀的水，剩下有形的黏滞物（类痰）更难祛除。

丝瓜皮首载于《滇南本草》，其药性凉，味甘。有清热解毒、利水渗湿之效。清代草药著作《分类草药性》中记载其能"涂疗疮，退火毒，消肿"。在秋分前几日可饮丝瓜茶，或用丝瓜皮水泡澡，以帮助身体湿热的排除。

4. 健脾、改善肺阴伤

秋季燥邪为主。秋者阴气下，万物收，其气清肃，其性干燥。燥气太过，易伤津液，表现为各种干燥、涩滞的症状，如口鼻干燥，咽干口渴，皮肤干涩，甚则皲裂，毛发不荣，小便短少，大便干结等；易伤肺，表现为干咳少痰，或痰黏难咯，或痰中带血，甚则喘息胸痛等。由于肺与大肠相表里，肺津耗伤，大肠失润，传导失司，可现大便干涩不畅等症。立秋健脾不但可以改善以上多种症状，还可以提高抵抗病邪的能力。

5. 清淡平和进补

大量食补品，会骤然加重脾胃负担，使长期处于疲弱的消化器官不能一下承受，导致消化器官功能紊乱，出现胸闷、腹胀、厌食、消化不良、腹泻等症。所以，秋季进补之前要给脾胃一个调整适应时期，可先补食一些富有营养、又易消化的食物，以调理脾胃功能。如鱼、各种动物瘦肉、禽蛋以及山药、莲子等，此外，奶制品、豆类及新鲜蔬菜、水果均宜适量食用。药食兼优的芡实也是调理脾胃的上等佳品，它含有碳水化合物、蛋白质等物质，且有滋补强壮、补中益气、开胃止渴、固肾养精等功能。

立秋经络养生

1. 未病先防

（1）滋肺阴、预防外邪侵袭

★滋阴润肺按摩法——按压天突穴

中医认为肺为娇脏，易感外邪。初秋燥热之邪，最易通过口鼻侵袭肺脏，伤及肺阴，产生咳嗽、咽干、咽喉红肿、口渴等症状。按压天突穴不仅可以滋阴润肺、抵抗外邪，还可利咽止咳、理气宽胸。

天突穴，位于前正中线上，胸廓的上端，胸骨上窝中央。深部为气管，相当于肺之出入口。此处外连鼻窍，内连肺脏，为气息出入的要塞。对该穴按摩，可润肺益气，对除肺邪具有重要作用。

方法：以食指指腹对天突穴进行按压，时间为 2 ~ 3 分钟。

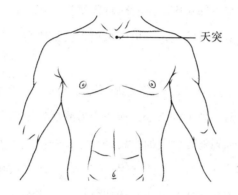

天突

★防止被夏季余热所伤——按揉少商穴

少商穴，为手太阴肺经之井穴，可泻肺经之热，具有清热、开窍、利咽的功效。并且经常按摩此穴还可调整肺的呼吸功能，起到润肺益气的作用。少商位于指末端桡侧，指甲根角侧上方 0.1 寸。

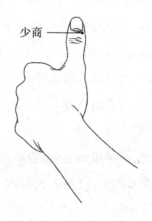

少商

★增强脾胃功能——点按足三里、擦中脘

增强脾胃功能目的有二：第一，脾属土，肺属金，补土可生肺金，使肺物质基础充盛，功能强健；第二，秋季开始"贴秋膘"，需要脾胃功能强盛，否则易产生消化不良、腹胀、便秘、腹痛等消化系统疾病。

足三里是养生保健的常用穴，又是足阳明胃经的合穴，可增强脾胃功能，中脘穴为腑会，中脘下部对应胃。同时现代研究表明，针刺足三里、中脘穴皆可改善胃部血液循环。针刺足三里还可促进白细胞吞噬指数的上升，增强其免疫能力。

足三里，位于小腿外侧，坐位屈膝，取犊鼻穴，自犊鼻穴向下量4横指（即3寸），胫骨前缘外1横指处，按压有酸胀感；中脘，位于腹部正中线上，脐上4寸，脐部到胸骨剑突的距离为8寸，一半即为4寸。

方法：以拇指对足三里穴进行点按，次数为两侧各50次，以有酸胀感为佳。对中脘穴，可用擦法，沿前正中线，用四指指腹或手掌心快速往复擦动，以透热为度。

（2）辨体质，选对穴

中医认为，金型体质的人由于秉天地燥金之气，金气较浓，金气主燥，燥气适于肺，故易患肺方面的疾病。应当禁发怒，保持心态的平和，以防止引动肝火，造成肺气的灼伤。金型体质人的典型特征是体形较瘦小，但肩背较宽，四肢清瘦，动作敏捷，肤色较白，方形脸，鼻直口阔。

对于这类患者，调养方法可以点按太冲穴，太冲位于足背侧，第一、二跖骨结合部之前凹陷处。太冲为肝经之原穴，可调节情志，并且可引肝火下降，但手法上宜轻柔，不可重刺激、强刺激。可在睡前点按右侧太冲穴50次，以出现酸胀感为宜。

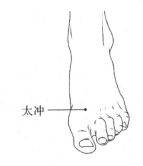

太冲

2. 已病防变

调节肺部气机

肺受外邪时，将影响肺部的气机，产生呼吸系统症状，如气短、喘息等。因此在治疗时，有针对外邪的治疗外，还需增加对肺部气机的调节。可按揉膻中、肺俞来调节肺部气机。

膻中，为气会，可以调节一身之气机。膻中位于前正中线上，第四肋间，正当男性两乳头连线的中点。膻中居于胸部正中，可宽胸理气。肺俞，位于后背部，为肺之背俞穴，可调节肺部功能，治疗肺部疾患。肺俞不仅是肺部疾患的治疗点，也是肺部疾患的诊断点，当肺部或肺经功能异常时，常在此处有异常压痛感，或此处出现皮肤色泽异常、结节、丘疹等现象。

按揉方法，以食指、中指指腹对膻中穴、肺俞穴进行按揉，每穴每次按揉 3 ~ 5 分钟，每日不拘于时，以有酸胀感为度。

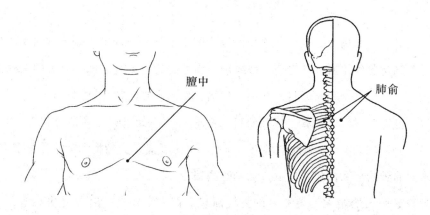

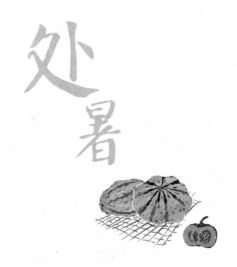

处暑排出余湿

处暑物语

处暑是农历二十四节气之中的第十四个节气，时间点为公历 8 月 23 日，太阳到达黄经 150°。"处"是终止、隐退的意思，处暑即"夏天的暑热即将过去"，它表明暑天将近结束，气温开始由炎热向寒冷过渡。

处暑三候："一候，鹰乃祭鸟；二候，天地始肃；三候，禾乃登。"

一候鹰乃祭鸟：这时大地五谷丰登，可供鹰捕食的鸟类和动物数量很多，鹰把捕到的猎物摆放在地上，如同陈列祭祀。

二候天地始肃：天地肃杀之气渐起，古人常在这一时节处决犯人，谓之"秋决"，也就是顺天地肃杀之气，所以，秋天不可骄盈，要谨言慎行、自省收敛。

三候禾乃登：黍、稷、稻、粱等谷物成熟，五谷丰登，收获的时节到了。

处暑节气我国大部分地区气温逐渐下降，开始影响我国的是冷高压，在它的控制下，形成的下沉的、干燥的冷空气，先是宣告了中国东北、华北、西北雨季的结束，率先开始了一年之中最美好的天气——秋高气爽。处暑期间，真正进入秋季的只是东北和西北地区。但每当冷空气影响我国时，若空气干燥，往往带来刮风天气，若大气中有暖湿气流输送，往往形成一场像样的秋雨。每每风雨过后，特别是下雨过后，人们会感到较明显的降温。故有"一场秋雨一场寒"之说。但对于南方地区来说，秋天没到，还有较热天气的时候。夏季称雄的副热带高压，虽说大步南撤，但是还没有完全退出陆地，在它控制的南方地区，刚刚感受一丝秋凉的人们，往往在处暑尾声，再次感受高温天气，这就是名副其实的"秋老虎"。

处暑节气对人体的影响

处暑是一个相当混杂的节气。暑、寒、湿、燥、热，各居其位，不分主次，各方势均力敌，但整体实力都不强。

1. 暑湿困乏

处暑前后，午间气温仍然很高，暑湿较重，脾为湿困，脾在五脏中不仅帮助胃肠运化水谷，脾还可升清。湿困于脾则影响脾胃的正常功能，脾气不升则浊气不降，清气不能上达上焦，浊气也不能下降至下焦排除。当然，此时的暑湿并不强盛，也只是轻微影响这一功能，并不会产生具体的症状，因此人体仅仅感觉到一些疲乏而已。

2. 阳消阴长的困乏

处暑时节残存的暑湿仅仅轻微影响脾升清的功能，且气机尚有肺的代偿，为何产生了困乏的症状呢？

这是因为自然界中阳气开始减少，开始潜藏入地下了。这也是为什么冬天的井水都有些温热的原因。在人体内亦是如此，在人体中阳气主动，因此当阳气减少时，身体就会困乏打不起精神，身体机能减弱。

3. 燥热伤津之疲乏

中医认为，秋季主燥，燥热易伤阴耗气，阴虚则人体易出现咽干、口干、鼻燥的症状；气虚则人体易出现少气懒言、神疲乏力的症状，这也就是我们常说的"秋乏"。

处暑养生原则

处暑时节，暑、湿、燥、凉、热五气混杂。夏季的暑热尚未退尽，长夏的湿、秋天的燥，阳渐渐地衰减，阴慢慢地上升。在这样的时节里，身体也要顺应这五气变化的规律。

1. 祛除暑湿

祛除暑湿的常用方法有两种，一是健脾除湿，二是芳香燥湿，但芳香燥湿的药物多辛温燥烈，易损伤身体阴液与阳气。处暑季节本就有燥气当令，因此不宜采用燥湿的方法祛湿，建议大家健脾以除湿。

常见的健脾除湿药物见下表：

常见的健脾除湿药物

名称	性味归经	功效	使用注意
茯苓	味甘、淡，性平；归心、肺、脾、肾经	利水渗湿，健脾，宁心	茯苓有利小便的功效，因此用量宜小
薏苡仁	味甘、淡，性凉；归脾、胃、肺经	利水渗湿，健脾止泻，除痹，排脓，解毒散结	薏苡仁，性凉，素体脾阳虚的人需少用或不用。也可与温性药物搭配适应，如肉桂，在用薏米熬粥的时候，加入适量肉桂粉

续表

名称	性味归经	功效	使用注意
白术	苦甘，温；归脾、胃经	健脾益气，燥湿利水，止汗，安胎	白术味苦、温，既可燥湿，又可利水渗湿，健脾。适合脾胃偏于虚寒的人群，但其又偏于燥，因此当和滋阴的药物同用，可选山药、枸杞同用

2. 助阳消阴长，助养五脏功能

自然界的阳气由疏泄趋向收敛，人体内阴阳之气的盛衰也随之转换，此时应帮助阳气的收敛，不宜耗散阳气，同时宜适当增强机体功能。

平时多伸懒腰也有解秋乏的效果。下午工作学习时间长了，伸个懒腰，马上就会觉得神清气爽、舒服自在，即使在不累的时候，有意识地伸几个懒腰，也会觉得轻松。这是因为，伸懒腰能适当增加对心、肺的挤压，促进心脏泵血，增加全身的供氧，大脑血流充足了，人自然感到清醒、舒适。

伸懒腰可以拉伸身体前面，收缩身体后背部，人体前面有"阴脉之海"的任脉，后背部有"阳脉之海"的督脉，拉伸阴脉，收缩阳脉，正符合此时节的阳消阴长的特点。

3. 日常起居

（1）睡眠

处暑时节正处在由热转凉的交替时期，自然界的阳气由疏泻趋向收敛，人体内阴阳之气的盛衰也随之转换。此时人们应早睡早起，保证睡眠充足，每天应比夏季多睡1个小时。午睡也是处暑时的养生之道，通过午睡可弥补夜晚睡眠不足，有利于缓解秋乏。古人认为子午之时，阴阳交接，极盛及衰，体内气血阴阳失衡，必欲静卧，以候气复。

（2）饮食

饮食上，处暑时天气较干燥，燥邪易灼伤肺津，因此，此时节宜多食具有养阴润肺作用的食物。其中最具代表性的是蜂蜜。李时珍《本草纲目》载蜂蜜："清热也，补中也，解毒也，止痛也。"蜂蜜有养阴润燥、润肺补虚、润肠通便、解药毒、养脾气、悦颜色的功效，因此被誉为"百花之精"。蜂蜜中含有与人体血清浓度相近的多种无机盐，还含有丰富的果糖、葡萄糖，多种维生素，多种有机酸和有益人体健康的微量元素。另外，可以多吃一些清热安神之品，如银耳、百合、莲子、黄鱼、干贝、海带、海蜇、芹菜、菠菜、糯米、芝麻以及豆类及奶类。

处暑经络养生

1. 未病先防

（1）除湿——增强机体代谢

排出身体湿浊的最佳方法就是运动，通过汗液排出人体湿邪，但在秋天这样的季节里，汗出后汗孔收敛不及时很容易被燥邪乘虚而入，伤及阴液。此外，秋天是收敛的季节，应减少阳气的耗散，不宜多做运动。另一个排除湿浊的办法，就是增加机体的代谢能力，让机体自己把堆积的湿浊排出体外。

身体内的湿邪，往往可以通过脾气帮助运化水湿，但在秋季身体各项机能的水平开始降低，处于收敛状态中，身体的远端、肢端的代谢水平也会因此受到限制，因此，夏季残留的湿邪最易存留的地方就是四肢。

肢端最易存留湿气的地方，是在静脉。静脉血由静脉先回到肺脏，肺脏通过呼吸功能排除了里面的浊气，吸入氧气，但并不能排出里面的湿气。血液由肺脏再流入心时，心火予热则湿除。

因此增强机体代谢水平的方法，就是促进血液循环，使在肢端的血液重新回到心脏里。当血从下肢和上肢的远心端流回心脏时，除了有瓣膜的辅助外，在我们的身体里还有其他特殊"结构"帮助血液回流到心脏。当我们找到身体的"泵"的位置，通过相应的刺激方法，让"泵"的功能更好，减轻心脏的负担。

★推动下肢血液的"泵"——胰腺点

胰腺点，是小腿脾经部分上三分之一范围内出现的硬结，附近有腓肠肌和比目鱼肌。刺激胰腺点可以缓解腓肠肌和比目鱼肌的肌肉张力，提高回血功能。中医当中说胰腺点位于脾经之内，上下则有阴陵泉、三阴交等穴位。脾主运化、主统血，因此，刺激胰腺点还可以提高脾的转运功能。

刺激方法1：弹拨胰腺点，用拇指指端深按于胰腺点，其余四指置于相应的位置以助力，做与肌纤维成垂直方向的往返拨动。若单手拇指力不足时，可以用双手拇指重叠进行弹拨。一日弹拨5～6次，每次30～50下。

刺激方法2：还有一个简单方法，让小腿腓肠肌收缩，帮助回血。坐位，伸直双腿，离地，脚跟向后，坚持3～5秒，再放松，重复3～5组。

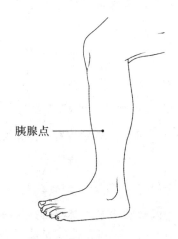

胰腺点

除了胰腺点外，在足太阴脾经上还有一些穴位有相应的作用，如冲门、箕门、血海、阴陵泉和三阴交。

★推动上肢血液的"泵"——下青灵穴

下青灵穴处在手少阴心经的路线上，心脏功能差的人往往在上肢内侧有明显的疼痛。因此下青灵穴出现问题，通常也表示为心脏功能出现问题。

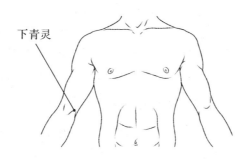

下青灵

方法：拇指压住下青灵穴，然后做握拳曲腕的动作。持续几秒，然后缓慢松开，重复几次。

由于天气渐凉，人们贪懒喜静，缺少运动，肢端血液循环减弱，对于本来肢端血供差的老人、冬季易生冻疮者、糖尿病患者等，更加需要注意。这时候也可通过刺激这两个泵，来提高血液循环能力。

2. 已病防变

缓解秋乏——拿五经

出现秋乏的症状可以采用拿五经的按摩手法，用五指分别点按头部中间的督脉，两旁的膀胱经、胆经，左右相加，共五条经脉，所以称之为"拿五经"。

具体方法是：五指张开，分别置于前发际督脉、膀胱经、胆经的循行线上（中指位于头部正中的督脉线上，食指和无名指位于头部正中与额角之间内1/3处的膀胱经线上，拇指与小指位于头部正中与额角之间外1/3处的胆经线上）。五指指尖立起，用力点按5～10秒，使点按处出现明显的酸胀感，然后指尖放松，五指垂直向上移动约半厘米的距离，再次用力点按，如此反复点按，自前发际一直点按至后头部枕骨隆起处，计为一次，共治疗

20 ～ 30 次。治疗时如遇某个部位的疼痛感较为明显，可用力按下后用指尖做揉法一分钟，然后再继续如上操作。

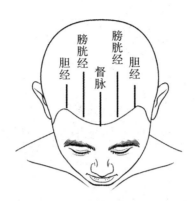

一般情况下，可于每日清晨起床后对镜操作，可疏通头部经脉、清脑明目、安神醒脑，不仅可以起到预防中风的效果，更可以使头脑清醒，从容应对一天的工作。而在其他时间亦可随时拿一拿五经，时间可长可短，可以迅速缓解疲劳，使头脑清醒。

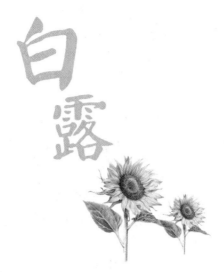

白露增强肺脏

白露物语

白露是农历二十四节气中的第十五个节气，当太阳到达黄经165°时为白露。《月令七十二候集解》中说："八月节……阴气渐重，露凝而白也。"天气渐转凉，会在清晨时分发现地面和叶子上有许多露珠，露水是由于温度降低，水汽在地面或近地物体上凝结而成的水珠。《月令七十二候集解》对"白露"的诠释——"水土湿气凝而为露，秋属金，金色白，白者露之色，而气始寒也"。所以，白露实际上是表征天气已经转凉。

白露时节三候："一候，鸿雁来；二候，玄鸟归；三候，群鸟养羞。"

一候鸿雁来：天渐凉，秋日渐成格局，鸿雁起身从北方飞向南方。

二候玄鸟归：玄鸟就是燕子，燕子春去秋来，秋天了，燕子从北方飞回南方。

三候群鸟养羞：秋主收藏，鸟儿也一样，群鸟开始储备食物过冬，许多鸟还会换上丰满的冬羽，迎接寒冬的降临。

进入白露节气后植物开始有露水，夏季风逐步被冬季风所代替，冷空气转守为攻，暖空气逐渐退避三舍。冷空气分批南下，往往带来一定范围的降温。人们爱用"白露秋风夜，一夜凉一夜"的谚语来形容气温下降速度加快的情形。

白露时节万物成熟收获，也是人体阳消阴长的过渡期。白露是秋季最关键的转折点，上顺夏季之土，下应秋季之金。

白露节气对人体的影响

1. 湿气收，燥气起

白露节气在五运六气理论中属四之气太阴湿土的最后一个节气，衔接阳明燥金。《素问·阴阳应象大论》云："西方生燥，燥生金……在藏为肺。"所以，此节气湿气当收，秋燥渐起，其自白露时节，阴气升发未盛，阳气收藏而未尽，昼夜温差较大，机体腠理处于疏泄与致密交替状态。其自然调节状态为收敛、肃降。

2. 肺脏功能增强

这里讲的肺脏功能不仅仅是指西医的肺的呼吸功能。肺主宣发肃降，肺主气司呼吸，肺通调水道。

肺主宣发肃降，是肺气运动的基本形式，也是肺实现通调水道、主气、司呼吸的生理基础。有研究者认为"肺应秋"，是指肺的肃降功能在秋季增强，并处于支配地位。如果说春季的生发是属于阳气的自然之性，而秋季阳气的敛藏则是需要人体适应自然节律，各脏腑功能协调的。

肺主气司呼吸，肺通调水道，这两个功能均是可帮助人体排出代谢废物的。司呼吸，通过气体交换，将细胞呼吸的废气二氧化碳等排出体外。通调水道，将身体内的代谢废物通过小便排出体外。在这样的季节，肺脏功能增强的目的就很明显了，在秋收入库之前先把仓库打扫干净，除尘排污。

3.肺易受邪侵

肺为娇脏，通过口鼻、皮毛与外界相通感受六气变化，易受外邪侵袭。肺主卫固表，为一身之屏障。白露节气开始，机体处于收敛状态，肺气相对宣发不畅，水谷精微上输于表的功能减弱，机体正气宣发受郁，机体气血运行趋向于里，导致宣发卫气津液于表的作用减弱，机体则有体表卫外不固、抵抗力降低的表现，因此，在白露时节，肺系易受侵害。

白露节气又处于暑湿与秋凉季节交换之际，自然阴阳之气更替变化较为剧烈，自然六气的变化多使人适应不及，尤其是脏腑功能薄弱者机体自我调节功能失常，六气成为六淫，易生肺系疾病。

因此，肺部有病的人，应当倍加小心，加强防护。

白露养生原则

1. 注意防寒保暖

俗语云："处暑十八盆，白露勿露身。"这两句话的意思是说，处暑仍炎热，每天须用一盆水洗澡，过了18天，到了白露，就不要赤膊裸体了，以免着凉。白露气温下降迅速，且昼夜温差大，因此要特别注意防寒保暖。

俗语常说"春捂秋冻"，大家通常的理解就是秋天要冻着，但这句话是有条件的。

第一：针对的人群，给那些常觉得自己孩子冷的母亲，给那些总是怕冷着自己所以多穿的人，让这些人比自己想象的冷的程度少穿一点，避免多穿衣服产生的身热汗出、汗液蒸发、阴津伤耗、阳气外泄。

第二：这个"冻"也是有限度的，"秋冻"的目的，是因为秋天凉意渐起，早晚温差大，寒主收引，汗孔开始收合变小，但若此时穿过厚的衣服，毛孔感受到温暖就会舒张开来，若遇风寒之气，就会由舒张的毛孔侵入伤人。因此，这个"冻"是相对于热而言的，添减衣物的厚度，以不觉热感为宜。

2. 饮食上——禁寒宜温，预防肺燥

在食物的属性中，不同的饮食有其不同的"性""味""归经""升降沉浮"及"补泻"作用。不同的属性，其作用不同，适应的人群也不同，因此，每个人都要随着节气的变化而随时调节饮食结构。

在白露时节里，阴气渐生，秋意渐浓，寒意渐深，当食温性食物，如前文所说的龙眼肉、白露米酒、乌鸡等。不可食用热性、辛散之物。宜增酸养肝，助筋补血，如白芍、五味子。

白芍与五味子

名称	白芍	五味子
性味	气微，味微苦、酸	性甘温，味酸
归经	肝、脾、肺三经	肺、肾、心经
功效	平肝止痛，养血调经，敛阴止汗	敛肺，滋肾，生津，收汗，涩精

从白露起，典型的秋季气候开始了，也就是人们常说的"秋燥"。我们讲燥邪伤人，容易耗人津液，而出现口干、唇干、鼻干、咽干及大便干结、皮肤干裂等症状。预防秋燥的方法很多，可经常去水边走走，贴近自然，保持室内空气湿度等等。饮食上可选用一些宣肺化痰、滋阴益气的中药，如麦冬、人参、沙参、西洋参、百合、杏仁、川贝等，对缓解秋燥多有良效。

运动

白露时早晚天气变得凉爽，与闷热的夏季相比更适合运动，此时可选择慢跑、爬山、踢毽子、打太极拳等方式进行运动。其中，慢跑被誉为"有氧代谢运动之王"，是深受大家喜爱的一项运动。慢跑对健康大有益处，它可

有效改善心脏功能，增强血液循环，改善脑的血液供应和脑细胞的氧供应，减轻脑动脉硬化。

白露经络养生

1. 未病先防

增强肺脏功能——按揉中府、肺俞穴

中府穴，距离前正中线6寸，第一肋间。两手叉腰立正，锁骨外侧端下缘的三角窝中心是云门穴，由此窝正中垂直往下推一条肋骨（平第一肋间隙）处即是。中府为手太阴肺经的募穴，募穴因接近相应脏腑，所以不论病生于内，或邪犯于外，都具有治疗作用。中府的功能是募集其他脏腑传来的气血物质再输送给肺经，能肃降肺气，和胃利水，止咳平喘，清泻肺热，健脾补气，治疗咳嗽，气喘，肺胀满，胸痛等。每天早起后、晚睡前，端坐，以大拇指或食指分别按揉中府穴3～5分钟，然后可由中府穴向上直推至云门穴3分钟，力度以穴位处有酸麻胀感为宜，每天2～3次，坚持规律按摩，方可收到效果。

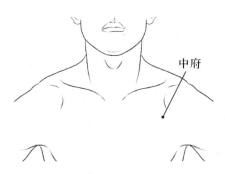

肺俞穴，位于人体背部，第三胸椎棘突下，距离后正中线1.5寸处。肺俞，为肺的背俞穴，肺部之经气输注于背部的位置，可以调节肺部功能。点按肺俞穴，用中指指腹着力于肺俞穴位上，逐渐用力下压。注意按压力的方向要垂直，用力要由轻到重，稳而持续，使刺激感觉充分达到机体深部组织，切忌用迅猛的暴力。点按时会有酸胀感传向胸内，每穴每次 30 ~ 50 次即可，一日 3 次，不拘于时。

2. 已病防变

调节宣发肃降功能——孔最

如果您有呼吸系统疾病，如哮喘、慢性支气管炎、支气管扩张等，都需要每天多次点按孔最穴，可防止疾病加重以及变生他病。

孔最为手太阴肺经之郄穴，"郄有孔隙意，气血深藏聚"，孔最又为孔隙之最，可调节全身之汗孔，同时可以调节人体肺泡的功能，影响气体的交换。因此，最能调节肺宣发经气于体表的穴位就是孔最穴。本穴是肺经脉气所发，肺经经气深聚之处，善治肺经肺脏的急重症和相关的血证，具有肃降肺气、清泻肺热、凉血止血的功效，故此穴能泻肺热、降肺气、宣窍络，而达消肿止痛、开音利咽之效。

孔最位于前臂掌面桡侧，当尺泽与太渊连线上，腕横纹上 7 寸。当给孔最穴一定的刺激后，可使汗孔收紧使其不受外邪的侵袭，同时也利于肺的敛降功能，所以，孔最穴是可同时双向调节宣发、肃降功能的穴位。每天点按 3 ~ 5 次，每穴每次 2 ~ 3 分钟，以引起局部的酸胀感为宜，动作宜轻缓，不宜用力过大过猛，否则将适得其反，弄巧成拙。

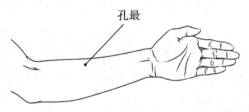

孔最

扫码看讲座
白露

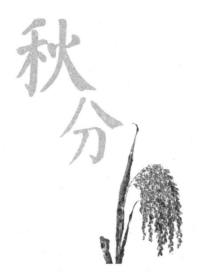

秋分滋阴润燥

秋分物语

秋分在每年公历的 9 月 22 日或 23 日，此时太阳到达黄经 180°。它有两个方面的意思：一是太阳直射地球赤道，因此这一天的 24 小时昼夜均分，各 12 小时，全球无极昼极夜现象。秋分之后，北极附近极夜范围渐大，南极附近极昼范围渐大。二是按我国古代以立春、立夏、立秋，立冬为四季开始的季节划分法，《春秋繁露·阴阳出入上下篇》云："秋分者，阴阳相半也，故昼夜均而寒暑平。"秋分这天正好在秋季 90 天的中间，平分了秋季。

秋分与春分一样都平分阴阳，太阳到达黄经 180°，直射地球赤道，这两个节气的区别是什么呢？春分后阳气渐盛，天气变暖；秋分后阴气渐盛，天气转寒，一个由阴转阳，一个由阳转阴。

我国古代将秋分分为三候："一候雷始收声；二候蛰虫坯户；三候水始涸。"

一候雷始收声：古人认为雷是因为阳气盛而发声，雷象征着阳气，秋分后阴气开始旺盛,阳气开始收藏,所以不再打雷了。

二候蛰虫坯户:蛰虫感阳气而出,秋分蛰虫蛰伏培土封住洞口,防止寒气侵入,表明天气将渐渐寒冷起来。

三候水始涸:秋季燥气当令,降雨量开始减少,所以湖泊与河流中的水量变少,一些沼泽及水洼处便处于干涸之中。

秋分时节,我国大部分地区已经进入凉爽的秋季,南下的冷空气与逐渐衰减的暖湿空气相遇,产生一次次的降水,气温也一次次地下降,正如人们常说的那样,已经到了"一场秋雨一场寒"的时候,但秋分之后的日降水量不会很大。此时,南、北方的田间耕作各有不同。

秋分节气对人体的影响

1. 燥邪伤阴
秋季应燥,秋分时节尚有暑热之气为温燥,秋分之后为凉燥。感受秋凉燥气而发病,临床表现为初起头痛身热、恶寒无汗、鼻鸣而寒,类似感受风寒,这属于外燥。燥邪伤阴,因此,本病有津气干燥的现象,如唇燥咽干、干咳连声、胸满气逆、两胁窜痛、皮肤干痛、舌苔白薄而干等症。

2. 燥邪伤肺
人体的气血阴阳分布会因自然界四时变化而不同,天人相应。秋季应肺应鼻,肺开窍于鼻,秋季的燥气易伤及呼吸系统。燥邪多从口鼻而入,其病常从肺卫开始。燥易伤肺,肺为娇脏,外合皮毛,外感燥邪,最易伤肺,而致干咳少痰、口鼻干燥。

3. 阴盛阳虚,阴阳易失衡
秋分昼夜均,阴阳平。秋分这天阴阳平衡,秋分之后阴盛而阳衰。秋气肃杀，且秋分之后外界阳气渐衰，人体阳气不足，风寒湿之邪易于侵袭人体而发为痹证，或伤及胃肠。素体阳虚，若此时体内阴阳失调，很容易受到风寒等外邪侵袭而发病或令原有病情加重。

秋分养生原则

在秋分这样的燥邪当道的节气中，燥邪最易消耗阴液，阴虚的人更应该未雨绸缪，提前做好准备，防止加剧阴亏。

1. 养阴防燥

针对凉燥，饮食上可食甘平之物，比如枸杞子、山药，在无配伍的情况下，避免食用寒凉的食物，比如雪梨。

2. 平衡阴阳

在疾病的防治上，应适当调节人体机能，尽可能使其适应自然界这种阴阳的变化，以达到阴阳平衡的状态。若在此时施以调节阴阳的防治方法，使机体能够适应节气的变化，未得病的正气充盈，阴平阳秘，就不易因感受外邪而发病，已患病的通过调节阴阳平衡，病情不会加重，还会使部分患者的病情好转。

另一方面，秋分过后人们应保持神志安宁，减缓秋天肃杀之气对人体的影响，以适应深秋容平之气。

3. 宜养"收"气

秋分时阳气已收敛到地表，人身的阳气也开始向下半身收敛。正常人此时会觉得下午没那么容易困倦，此后午觉就可以取消了。

秋"收"没做好的人，因为阴精不藏，易秋燥、虚热，夜晚易失眠。秋不收，则冬不藏，到冬天容易肾气亏虚，腰酸背痛。

"秋三月，早卧早起，与鸡俱兴。"做好秋"收"的关键是，早睡早起，早卧以顺应阴精的收藏，养"收"气；早起以顺应阳气的舒长，养肺气。

秋分经络养生

1. 未病先防

（1）滋阴润燥固阳气，抗秋乏

中医讲阳入于阴为寐，秋分后阳消阴长，易出现秋乏、睡不醒的状态。俗语说"春困秋乏夏打盹，睡不醒的冬三月"，虽然都表现出睡不醒的症状，但机制却完全不同。春困，是因阳气升发无力，夏打盹因夏季湿气阻遏阳气，秋乏因阳消阴长，冬天睡不醒因阴盛阳虚，阳气收藏于内所致。针对秋天此类秋乏，睡着难醒者，在秋分之前可以按揉申脉穴，秋分之后可以艾灸申脉穴。心阴虚内热难以入眠者，按揉劳宫、神门穴。

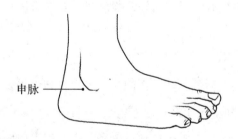

申脉

秋天的阳消阴长，是正常的自然规律，出现秋乏的人往往是因其阳气虚的表现。正常人在阳气"秋收"时，剩余的阳气足够日常消耗，因此是不会困乏的；而阳气虚者，把需要用来过冬的阳气"收"起来后，剩余的阳气不足以维持日常消耗，就会产生秋乏的症状。同时，秋季燥邪当令燥邪伤阴，阳虚之人其阴也会相对的不足，情况不容乐观。

★滋肺阴

针对阳虚的常规治法多为温补阳气，但这样的方法会使阳气升散，不利于秋季的阳气收藏。针对这样的阳虚阴也受损的情况，在秋季不可盲目助阳，助阳气则会影响秋天阳气的收藏，冬季易受寒侵。此时因选用滋阴之法，一则可以养阴，防止被燥邪所伤，二则阴阳互根，阴阳可相互转化，滋阴可助阳生，此阳由阴产生由水生热而不是燥烈的火，温润和煦，既助长了阳气，也不会影响阳气的正常收藏。

滋阴当从滋肺阴入手，而不是肾阴，肾阴肾阳为一身之元阴元阳，为一身阴阳之根本，但在秋季不可强调滋肾阴，一则滋阴将会伤及阳气，不仅伤及在外的阳气，也会耗伤收藏起来的在内的阳气、"小火种"；二则滋肾阴恐会改变身体的内环境，生寒，这相当于在储存火种的时候，却给机体内下点小雨，在给机体创造困难。因此当滋肺阴，一则秋季燥邪多伤肺阴，二则肺阴轻薄同时肺阴居上焦，不及肾阴浓稠，不会伤及身体的阳气及收藏在下焦的"小火种"。

滋肺阴可以揉太渊，太渊养阴补肺，功似沙参，取穴方法是仰掌，在掌后第一横纹上，用手摸有脉搏跳动处的桡侧凹陷者中即是太渊穴。

★固藏阳气

固藏阳气，方法是按揉神阙、命门穴。以食指和中指置于神阙穴上，施以适度的压力，再做环旋运动带动皮下组织一起运动，按揉50次以透热为度。针对命门穴的操作，因位于人体后部，食指与中指不方便操作，可用拇指按揉，方法同上。

神阙穴即是大家常说的肚脐，又名命蒂，胎儿时期通过肚脐与母体相连，脐循环为胎儿提供营养供给。神阙连接着人体的先天经络系统，可直接调控先天之气，先天之气犹如道所生之一，最初是没有阴阳属性的，道生一，一生二，为阴阳。因此，这个先天之气既可生阴又可生阳，再配合命门穴加以引导。

命门穴，两肾附于脊即在命门穴；命门为督脉之穴，督脉为诸阳经之会。命门位于第二腰椎下，后正中线上，约平脐。取穴时先找到两侧髂嵴高点连线，平第四腰椎，再向上数两个突起即为第二腰椎，命门穴正当第二腰椎棘突下。命门穴正当两肾之间，门可开以引命门之火、阳气归来，可关以固藏阳气，相当于给机体营造一个温暖的内环境有益于小火种的储存。

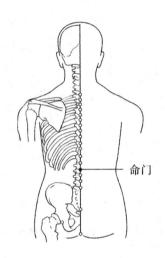

命门

（2）辨体质，选对穴

在秋分节气，以下体质的人尤须注意：

★素有胃部疾患者

人们常说"春捂秋冻"，秋分天气变凉，对于胃病患者及寒湿体质的人，此时易患胃病，因此不能"秋冻"。需格外注意对胃部的保暖，避免腹部受凉而引起胃痛或旧病的加重，日常还可摩腹。

天气转凉后，由于寒冷的刺激，人体的自主神经功能发生紊乱，胃肠蠕动的正常规律被扰乱，容易引起腹痛、腹胀、腹泻等胃肠功能失调性疾病。可选择揉按天枢穴。天枢穴位于足阳明胃经，前正中线旁开4寸，平脐。

方法：仰卧位，将拇指螺纹面吸附于天枢穴表面，做顺指针或逆时针环旋揉动，并在揉动是逐渐下压。并配合顺腹式呼吸，吸气时腹部隆起，此时下按；呼气时收腹，手慢慢抬起。可在每天上午 5 ~ 9 点这段时间做，有利于脾胃功能的苏醒。配合腹式呼吸和仰卧位的目的是，当仰卧位时，腹部肌肉松弛，更易刺激影响到深部腹腔内的肠道。腹式呼吸时，吸气时膈肌下降，同时鼓肚子可给腹腔一定的压力，有助于调节胃肠的蠕动，此时再配合天枢按揉事半功倍。

天枢，为古代的星宿名，星宿的作用一是用来占卜，二是用来辨别方位、时间，是一个空间和时间的维度坐标，因此，天枢可调节胃肠节律让其能适应时节的变化。枢，为枢机，为轴，像滑轮，无形之气的上下升降将带动有形的气血、水液上下流通，升降有序，则脾胃功能正常，气行血活。

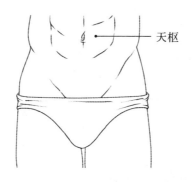

天枢

★皮肤过敏者

秋季应肺，肺主皮毛，肺卫之气充养肌表皮肤。秋分时节，气候由热转凉，秋风瑟瑟，血液循环变慢，身体代谢减缓，湿疹、荨麻疹等皮肤病也容易在这个季节发作，因此，皮肤敏感的人需要谨慎防患。

预防风疹、荨麻疹，可以在肺俞、风门拔罐。肺俞、风门均位于足太阳膀胱经上，太阳主表，是散表邪的通道。肺俞位于第三胸椎棘突下，后正中线旁开 1.5 寸；风门位于第二胸椎棘突下，后正中线旁开 1.5 寸。取穴方法：肩胛骨内角，平对第四胸椎，向上数两个胸椎即为第三、第二胸椎之间。肩胛骨内角距离后正中线 3 寸，旁开 1.5 寸即为风门穴。

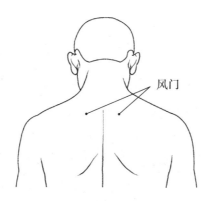

方法：采用闪罐法。拔罐所用器具不同，方法上也有所差异，一般常用火罐和抽气罐两种。采用火罐时，即将棉花棒蘸 95% 酒精点燃，在罐内绕一周后抽出，立即将罐按在肺俞、风门的部位上，马上拔下，再吸再拔，反复多次，直到局部皮肤充血为止。采用抽气罐时，将罐口放于肺俞、风门处，用抽气枪抽出罐内气体，形成罐内负压以吸附于皮肤上，而后用拇指按压罐口处皮肤，以使外界气体灌入罐体，与皮肤分离，再次用抽气枪抽气，如此反复多次，以使皮肤红润为度。需要注意的是，应在温暖、避风的室内进行，以防止膀胱经打开，邪气乘虚而入。

预防湿疹，可以在血海、曲池拔罐。血海，屈膝时在大腿内侧，髌底内侧端上 2 寸，当股四头肌内侧头的隆起处；血海简便取穴法：患者屈膝，医者以左手掌心按于患者右膝髌骨上缘，2 ~ 5 指向上伸直，拇指约呈 45° 斜置，拇指尖下是穴。曲池，位于肘横纹外侧端，屈肘，当尺泽穴与肱骨外上髁连线中点。

方法同样采用闪罐法。"治风先治血，血行风自灭"，血海可治血调血，同时，血海在孩童时期与奇穴百虫窝为同一穴。血海主治虫积，风湿痒疹，可止痒祛风活血。曲池为手阳明经合穴，与血海相配，可增加祛风之效。

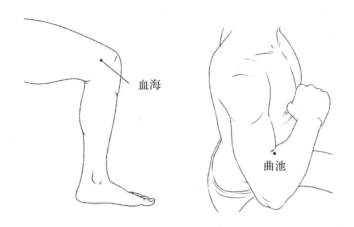

2.已病防变

（1）肺阴伤咳嗽

肺阴伤咳嗽者可在按揉太渊穴的基础上，加按列缺穴宣肺止咳。列缺穴位于桡骨茎突上方。简易取穴的方法是两手虎口交叉，一手食指按压在另一手的桡骨茎突上，当食指尖到达之凹陷处便是列缺穴。列缺穴有宣肺止咳之效，功似桔梗、杏仁，在秋分时节进行按揉正适合。

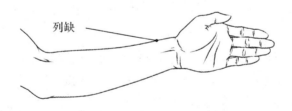

（2）咳嗽咽干

燥邪伤肺阴，阴虚则火旺，肺有虚火，火性炎上，则咳嗽咽干。可以揉按鱼际、承浆。鱼际穴在手掌，第一掌骨桡侧中点，赤白肉际处，有清肺热的功效，适用于咳嗽，咽喉肿痛、失音、发热等；承浆穴属任脉，是任脉和胃经的交会穴，位于人体的面部，当颏唇沟的正中凹陷处，下有唇动、静脉的分支。承浆穴有改善口干舌燥的功效，适用于面肿、龈肿、齿肿，又有美容穴的称号。

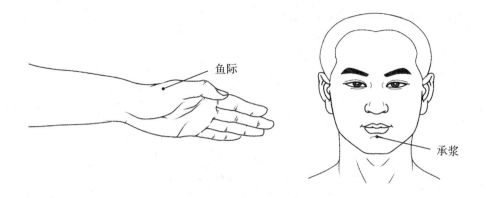

鱼际

承浆

（3）燥邪伤及肝肾之阴

可按揉足少阴肾经的太溪穴以滋阴。阴亏生内热（咽干烦躁），按揉然谷穴以清虚火，可治疗肝肾阴虚引起的咽干。太溪穴，位于内踝之后，内踝尖与跟腱之间。然谷位于足内侧，足舟骨粗隆下方，赤白肉际。

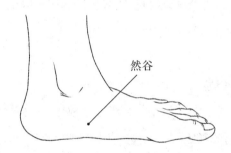

然谷

需要特别说明的一点是，我们在前文提到秋季不可妄滋肾阴，而在这里又说要滋肾阴，是不是自相矛盾呢？当然不是，这里是有前提的。前文所说不可滋肾阴是指在机体正常状态下，尚未伤及肾阴，若在这样的情况下滋肾阴往往会引起其他的问题。但在此处，肾阴已伤，根据轻重缓急应当可以治标，先解决阴虚问题。而且此时阴虚虚火已生，因此滋肾阴对潜藏的阳气危害很小。

肺阴虚会引起咽干，肾阴虚也会引起咽干，两者有何区别呢？两者都为阴虚火热造成的咽干，但肺阴伤会伴随咳嗽的症状，干咳少痰，日久则会皮肤干燥，病位主要表现在上焦，而肾阴伤，往往伴随着五心烦热，潮热盗汗，腰膝酸软。

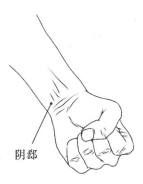

阴郄

（4）心阴虚盗汗

盗汗，即睡时汗出，醒时汗止。可针刺或按揉阴郄穴。阴郄穴是手少阴心经的穴位之一，位于前臂掌侧，当尺侧腕屈肌腱的桡侧缘，腕横纹上 0.5 寸，在尺侧腕屈肌与指浅屈肌之间。

（5）血虚燥热

燥邪伤阴，阴虚则致血虚，血虚亦会致燥。可按揉血海穴以补血防血燥。血海，属足太阴脾经腧穴，血海穴为治疗血证的要穴，具有活血化瘀、补血养血、引血归经的功效。屈膝在大腿内侧，髌底内侧端上 2 寸，当股四头肌内侧头的隆起处。

扫码看讲座
秋分

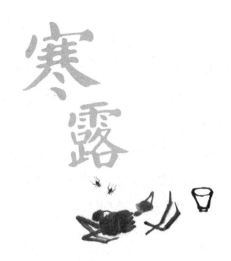

寒露滋肺肾阴

寒露物语

寒露是农历二十四节气中的第十七个节气，属于秋季的第五个节气，表示秋季时节的正式开始。时间在公历每年 10 月 7 ~ 9 日，太阳到达黄经 195° 时。《月令七十二候集解》说："九月节，露气寒冷，将凝结也。"寒露的意思是气温比白露时更低，地面的露水更冷，快要凝结成霜了。寒露，标志着天气由凉爽向寒冷过渡，人体的阳气逐渐收敛。因此，寒露过后要避免受凉，少辛增酸，预防疾病。

我国古代将寒露分为三候："一候，鸿雁来宾；二候，雀入大水为蛤；三候，菊有黄华。"

一候鸿雁来宾：为冬日避寒，最后一批鸿雁也已经飞到了南方。

二候雀入大水为蛤：传说中，雀鸟在深秋潜入大水（大水是海），变成蛤蜊。深秋天寒时，蛤类大量繁殖，古人认为蛤蜊的贝壳花纹与雀鸟相似，就以为是雀鸟变的。

三候菊有黄华：季秋之月，菊有黄华。华即花，菊花开在寒露，经霜而不凋。每个中国人关于气味的记忆中，都有菊花的辛冷之味吧。

寒露之后，露水增多，气温更低。此时，我国有些地区会出现霜冻，北方已呈深秋景象，白云红叶，偶见早霜，南方也秋意渐浓，蝉噤荷残。

我国南方大部分地区气温继续下降。华南日平均气温多不到20℃，即使在长江沿岸地区，气温也很难升到30℃以上，而最低气温却可降至10℃以下。西北高原除了少数河谷低地以外，平均气温普遍低于10℃，用气候学划分四季的标准衡量，此时已是冬季了。

寒露节气对人体的影响

1. 燥邪当令

寒露时节起，雨水渐少，天气干燥，昼热夜凉。从中医角度上说，这节气在南方气候最大的特点是"燥"邪当令，而燥邪最容易伤肺伤胃。此时期人们的汗液蒸发较快，因而常出现皮肤干燥，皱纹增多，口干咽燥，干咳少痰，甚至会毛发脱落和大便秘结等。

2. 寒邪收引，影响远端血供

寒从足底生，足底的脂肪很薄，不利于保暖。寒主收引，血管收缩，最易影响远端的供血不足，出现脚凉的状况。同时从中医的角度看，此时，自然界中阳气收敛，阴气渐盛，与此相应，人身体的阳气也开始内收，行于肌表、四末的阳气也减少。在正常生理状态下，人体并不会出现明显的感觉。但是如果本身阳气虚，就会出现双脚发凉怕冷的感觉，若脾肾阳虚的人还会感觉脾胃虚寒，消化能力变差，食量减少的症状。这一类人群，更需要养护身体的阳气，做到有备无患。

3. 胃病多发

秋季也是感染性疾病的高发期，天气转凉后，由于寒冷的刺激，人体的自主神经功能发生紊乱，胃肠蠕动的正常规律被扰乱，胃酸分泌失调，容易引起烧心、反酸、腹痛、腹胀、腹泻等胃肠功能失调性疾病；气温下降可以引起胃肠黏膜血管收缩，致使胃肠黏膜缺血缺氧，营养供应减少，破坏了胃肠黏膜的防御屏障，容易引起急慢性胃炎、溃疡病的发生或复发，立秋时要注意饮食健康卫生，忌食生冷，以免对脾胃造成损失。

寒露养生原则

寒露养生的重点是养阴防燥、润肺益胃。

1. 日常起居

（1）饮食以滋阴润燥为主

饮食调养应以滋阴润燥（肺）为宜。古人云："秋之燥，宜食麻以润燥。"此时，应多食用芝麻、板栗、糯米、粳米、蜂蜜、乳制品等柔润食物，同时增加鸡、鸭、牛肉、猪肝、鱼、虾、大枣、山药等以增强体质；少食辛辣之品，如辣椒、生姜、葱、蒜类，因过食辛辣宜伤人体阴精。同时要避免因剧烈运动、过度劳累等耗散精气津液。

（2）添衣防寒，保持通风

寒露到，在自然界中阳气渐退，阴气渐盛，因此，在养生方面我们要注意保养身体的阴气。俗话说："吃了寒露饭，单衣汉少见。"早晚记得添加衣物。寒露节气时气温下降明显，随着气温下降和空气变得干燥，感冒病毒的致病力也开始增强，人很容易感冒。预防感冒的有效措施之一就是经常保持室内通风，每天通风时间应不少于30分钟。另外，还应坚持每天用冷水洗脸，这样可增加机体耐寒能力，提高人体免疫力，预防感冒。

2. 脚部保暖

需要特殊注意脚部保暖，寒露是二十四节气中最早出现"寒"字的节气，标志着气候将向寒冷过渡。寒露过后，昼夜温差加大，人们早晚应添加衣物，特别要注意脚部保暖。民间有"寒露脚不露"的说法，意思是说寒露以后就不要再赤足穿凉鞋了，应注意脚部保暖。中医理论认为："百病从寒起，寒从脚下生。"因为足部是足三阴与足三阳经所过之处，如果脚部受寒，寒邪就会侵入人体，影响脾、肝、肾、胃、胆、膀胱等脏腑功能。

3. 温脾阳

秋季机体的阳气水平普遍下降，身体内的阳气收敛，所以会出现身体阳气相对不足的表现，最具有代表意义的就是脾阳不足的表现，上面所提到的四肢不温、凉，从中医的角度而言也是与脾有关，因为脾主四肢、脾主肌肉，脾阳温煦四肢。运化水谷、运化水液、升运清阳、温煦四肢肌肉等功能，都是脾的阳气完成的。如脾阳虚，可见食欲不振、腹部胀满、大便溏泄、四肢不温，或痰湿内生，或水湿停滞等一系列症状。

从现代医学角度而言，气温下降可以引起胃肠黏膜血管收缩，因此，脾胃功能受到限制。

寒露经络养生

1. 未病先防

（1）滋肺肾阴

春夏养阳，秋冬养阴。秋燥伤阴宜养阴液，冬季养阴意在阴阳互根互用，阴液充足，则来年阳气升发有源。前面的章节里提到过，不宜随意滋肾阴，主要是指不能随意地，在没有指导配伍的情况下用食疗或药物的方式滋阴。用经络养生的方法，其实是给身体一个反馈，这里不足了，这里需要调控一下，引起的是身体的泛调节，是对整体的调节，而不是单一的单方向的调节，单一的单方向的调控，往往不容易掌握好这个度，且每个人都有身体体质状况的差异，所以容易有所偏颇，而穴位的泛调节，是引起身体自身的调节，它所产生的调节作用也是最适合自身身体情况的。

下面详细介绍几个滋肾阴的穴位：

太溪：为足少阴肾经的原穴，是滋阴要穴。太溪应经，阴阳双补。《经穴命名浅解》说："太溪，太指大，甚的意思。考肾水出于涌泉，通过然谷，聚流而成大溪。并由此处注入于海，因名太溪。"太溪穴在踝后内侧，内踝尖与跟腱之间的凹陷中。

然谷：为肾经荥穴，可滋阴清热。"荥主身热"，然谷为足少阴经荥穴，《类经图翼》说"此穴主泻肾脏之热"，肾为水性，其热自为虚热，所以然谷可滋肾水而泻虚热，治疗心咽症候。其滋阴清热之性，也使然谷成为治疗消渴病的主穴之一。因此，肾阴虚，且带有热象的患者选用此穴位更合适。然谷穴在足内侧，足舟骨粗隆下方，赤白肉际处。

复溜：复是反复、恢复、重复与回流之意。溜，同流，是流通；同留，是留止。肾为水脏，位在下焦，通调水道，是其本职。复流为洄流之水。水

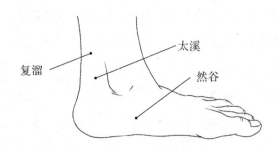

液必须在全身反复洄流，才能灌溉脏腑，泽润百骸。《金针梅花诗钞》复溜条说："止者能流流者止。"如水肿、癃闭、无汗之类，用之可使之流；遗精、多汗、盗汗之类，用之又可使其不流也。复溜穴在小腿后内侧，内踝尖上2寸，跟腱的前缘。取穴时，应正坐或者仰卧。复溜穴位于小腿里侧，脚踝内侧中央上三指宽处。

太溪、然谷、复溜的作用与主治

穴位	作用	主治
太溪	应经，阴阳双补	咽喉干痛，齿痛，耳聋，耳鸣，头晕，咳血，气喘，消渴，月经不调，不寐，遗精，阳痿，小便频数，腰脊痛
然谷	应咽，滋阴清热	阴痒，阴挺，月经不调，遗精，咳血，消渴，泄泻，足背肿痛，小儿脐风
复溜	应脊，补肾调水	水肿，腹胀，泄泻，肠鸣，足痿，盗汗，自汗，热病汗不出

使用方法：常用拇指指腹点按太溪、然谷、复溜，每次每穴1～3分钟。

2. 已病防变

主要针对脾阳虚症候的调护，常见的脾阳虚症候有：腹部胀满、大便溏泄、四肢不温。方法为梁丘穴温和灸。

温阳的最佳方法是艾灸法，艾灸可温通气血，且渗透力强。梁丘为足阳明胃经郄穴，可调节胃经深部气血，因此，其可调节胃黏膜的气血分布，通过艾灸梁丘穴可将艾叶的温热之性直达深部脾胃，给予病位适当的阳气补给。

阴经的郄穴，主要是针对血证，如肺经的孔最可以治疗咳血；阳经的郄穴，主要是针对急症，如梁丘可治疗急性的胃痛、急性胃痉挛。这说明了梁丘穴的两个特点，一是可以快速直达病位，其作用途径专；二是可以迅速缓解症状，其治疗效果强。

梁丘，位于大腿前区，髌底上 2 寸，髂前上棘与髌底外侧端的连线上。此处肌肉丰厚，肌肉隆起像小山丘一样，又为足阳明胃经腧穴，为水谷精微累积而成的小山丘。温和灸梁丘，将艾条一端点燃，置于梁丘穴位上 2 ~ 3 厘米处，以皮肤温热感为宜，太近以防产生灼热感，引起烫伤。每穴每次艾灸 5 分钟即可。

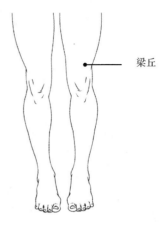

梁丘

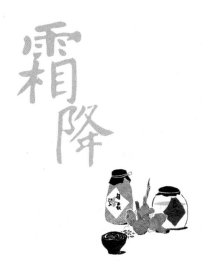

霜降阳气收敛

霜降物语

《月令七十二候集解》："九月中，气肃而凝，露结为霜矣。"霜降节气含有天气渐冷、初霜出现的意思，是秋季的最后一个节气，也意味着冬天的开始，寒冷成了主旋律。《二十四节气解》中说："气肃而霜降，阴始凝也。"此时，我国黄河流域已出现白霜，千里沃野上，一片银色冰晶熠熠闪光，此时树叶枯黄，开始落叶了。

霜降，在每年公历 10 月 23 日左右。霜降时节，养生保健尤为重要，民间有谚语"一年补透透，不如补霜降"，足见这个节气对人体的影响。

霜降节气三候："一候，豺乃祭兽；二候，草木黄落；三候，蛰虫咸俯。"

一候豺乃祭兽：是说豺捕捉猎物，储藏起来以备过冬食用。孟秋鹰祭鸟，飞者形小而杀气方萌，季秋豺祭兽，走者形大而杀气乃盛也。

二候草木黄落：草木黄落又一秋，阳气去也。一叶落而知秋，万叶落而知生命轮回。

三候蛰虫咸俯：昆虫蛰伏起来，不吃东西也不活动，准备开始冬眠，以此度过即将到来的严冬。

气象学上，一般把秋季出现的第一次霜叫作"早霜"或"初霜"，而把春季出现的最后一次霜称为"晚霜"或"终霜"。从终霜到初霜的间隔时期，就是无霜期。也有把早霜叫"菊花霜"的，因为此时菊花盛开，北宋大文学家苏轼有诗曰："千树扫作一番黄，只有芙蓉独自芳。"

霜降节气对人体的影响

1. 阳气收敛进入尾声

霜降时节，野兽开始为过冬储存食物，叶落归根，虫开始冬眠。春生夏长，秋收冬藏，此时已经是秋收的尾声了，人体也把阳气收敛起来，以度过冬天。此时是阳气收敛的尾声，也是阳气收敛的高峰。

此时身体的阳气逐渐收藏到了肚脐以下，下半身也增温了。降到土里的热是要滋养植物的根基，降到身体的阳气则是要滋养五脏。

2. 调理身体紊乱，恢复身体平衡

霜降可以"承上启下"。"承上"是指对由年初至此时，在以往的三季当中机体内部紊乱的各系统功能进行调理，从而恢复机体的最佳状态；"启下"则是指调理好身体时，身体的抗病能力也会提高，能够对冬季呼吸道及其他传染疾病进行预防。因此，想对亚健康状态进行调理，霜降是好时机。

长时间超负荷工作，违反了人体的自然规律，"亚健康"是其最直接的结果。亚健康相当于身体在压力过大时发出的警报。生活、饮食、工作和学习都根据中医养生防病的方法做，就能恢复身体最佳状态。

3. 限制胃肠功能

寒冷之气伤及阳气，易损伤脾胃，脾主运化，胃主受纳，饮食依赖脾胃健运。脾胃功能减弱，人体运化受纳功能就会变差。容易出现消化不良、胃痛、胃胀、食欲减退等症状。此时，对患有胃溃疡等胃病的人，晨起外出吸入冷空气，容易引起胃肠黏膜血管收缩，致使胃肠黏膜缺血缺氧，这对溃疡的修复极为不利。

4. 情绪易低落

秋天肃杀的景色容易引起人们悲观伤感的消极情绪，不良的心理刺激会抑制人体免疫防御功能，易致内分泌及新陈代谢紊乱，从而导致疾病。

5. 易受寒侵而感冒

早晚温差大，免疫力低，正气不足者，身体不能顺四时之气，而易感寒邪。

霜降养生原则

霜降时节总的养生原则是调节饮食，调畅情志，注意保暖。

1. 日常生活
（1）禁熬夜

春夏养阳，秋冬养阴。最伤阴血的就是"熬夜"，霜降，已经进入深秋的后半段，秋气伤肝，此时要滋养肝血，特别注意不要熬夜。

熬夜极伤肝血。肝血不足时，人容易在子夜失眠，脾气急躁，甚至双目干涩，指甲变薄，手脚发麻，上至心脏，下至大小便，都会受影响。

（2）穿衣要保暖，早晨莫贪睡

霜降是秋季的最后一个节气，是秋季向冬季过渡的开始，最低气温可达到0℃左右。俗语有"霜降不算冷，霜降变了天"。此时节，昼夜温差变化增大，人们要注意添加衣服，特别要注意脚部和胃部保暖，同时要加强体育锻炼，做好御寒准备，预防感冒。

霜降时节，还要养成睡前用热水洗脚的习惯，热水泡脚除了可预防呼吸道感染性疾病外，还能使血管扩张、血流加快，改善脚部皮肤和组织营养，并减少下肢酸痛的发生，缓解或消除一天的疲劳。

（3）饮食上

中医认为，霜降应淡补。因此，在霜降时节饮食应尽量保持清淡，食物以甘淡性味为主。尤其不要在食物中放太多的盐，盐食用过多，易导致血容量增加，对血管壁的侧压力增加，同时容易让人产生口渴的感觉，需要喝大量的水来缓解，长期大量摄取盐会导致身体浮肿，还会增加肾脏的负担。

《素问·至真要大论》中有记载："甘先入脾。"在五行中脾胃属土，土生金，肺肠属金。甘味养脾，脾旺则金（肺气）足。古人云："厚味伤人无所知，能甘淡薄是吾师，三千功行从此始。"淡食多补，深秋老年人应少吃多餐，多食熟软开胃易消化和甘平润燥、养肺生津之品。霜降继续以平补为原则，在饮食进补中当以食物的性味、归经加以区别。秋季是易犯咳嗽的季节，也是慢性支气管炎容易复发或加重的时期，梨、苹果、白果、洋葱、芥菜（雪里蕻）都是不错的选择。

补冬不如补霜降，比起冬天的进补，霜降时节的秋补会更有效果。补物以秋天最肥硕的鸭和鲜香的羊肉为最佳，煲汤时最好再加上党参、当归、熟地和黄芪四味中药，各有益处。

（4）情志调畅，适当运动，加强保暖

老年人应特别注意精神保健，可适当选择琴棋书画、养花种草、玩物赏鸟等文化娱乐活动以及加强社会交往。保持良好的心态，不要长时间过度劳累，适时放松。

深秋气温偏低，风寒邪气极易伤人，加上老年人抵抗力和适应能力降低，

尤其易患感冒，导致肺心病，甚至发生心衰而危及生命。因此，应注意防寒保暖，做好必要的防护措施再外出或者锻炼，也可以选择泡脚来进行保健。

2. 特殊防护

霜降时节一天当中温差较大，冷空气经常侵袭而来，天气冷热交替太快，高血压、脑血管硬化及胃肠疾病患者要格外注意。

霜降时节天气转冷，血管收缩，外周压力变大，加重了心脏负荷，并且气候干燥，睡眠时消耗大量水分，可在睡前喝点白开水。

霜降经络养生

1. 未病先防

（1）收敛阳气

霜降是阳气收敛的尾声，也是阳气贮藏的小高峰。霜降之后气去，因此在霜降后的前5天，要搭上贮藏阳气的末班车，帮助阳气的固藏，把仓库的门再打开一点，让在有限的时间内储存更多的阳气。

艾灸腰阳关，腰阳关为督脉之穴，督脉为阳脉之海阳气之海，督脉阳气充盛，而腰阳关为腰部阳气的关口，将这个关口打开，将会有更多的阳气流入腰部，腰为肾之府，流入肾中封藏起来。

腰阳关位于后正中线上，第四腰椎棘突下凹陷中。将点燃的艾条放入艾灸盒中，再将灸盒放在相应的部位上。也可让家人帮助，手持艾条，对准腰阳关处穴位艾灸，效果更佳。

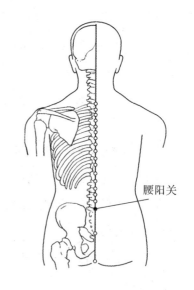

腰阳关

（2）预防呼吸道疾病

霜降时节天气逐渐变冷，由于身体局部保暖不当或人体不能适应寒冷的刺激等原因，使得呼吸道疾病的发病率随之增多。预防呼吸道疾病，可以选用太渊、列缺、迎香这些穴位。

★弹拨太渊

太渊穴在腕掌侧横纹桡侧端桡动脉搏动处。操作时可以采用弹拨法，将拇指置于太渊动脉搏动处，做如弹拨琴弦一样的往返拨动，称为弹拨法。

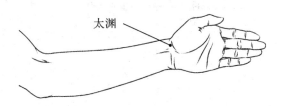

★掐揉列缺

列缺：两手虎口自然交叉，一手食指按在另一手的桡骨茎突上，当食指尖到达之凹陷处即为列缺穴。操作时以拇指指甲按于列缺穴，并做小幅度环旋揉动。每日 3 ～ 5 次，每次 2 分钟。掐揉列缺，不仅可以帮助预防感冒，还可以治疗感冒。用于治疗感冒时，相应的刺激量也需要增加，最好是使用针刺的方法。此外，列缺还有很好的利咽、通鼻窍、止头痛的作用，临床也常用列缺穴辅助戒烟。

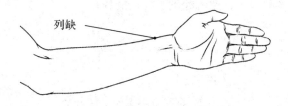

★按揉、搓迎香

迎香穴在鼻翼外缘中点旁开，当鼻唇沟中。按摩时将双手食指指腹放于左右迎香穴，对称地进行按揉。还可以把按摩范围扩大，将两手食指或中指的指腹面放在鼻翼的两侧，沿鼻梁向上搓迎香，可以到两眉之间，向下可以到鼻翼旁。每天用食指在迎香穴快速做搓法，以感觉到发热为度，每天两次为宜，每次5分钟，切忌用力过大和过猛。注意按压要适度，最好由轻渐重，可减轻鼻炎所带来的鼻腔堵塞的症状。

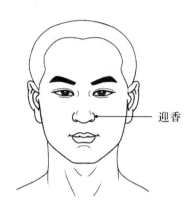

（3）摩中脘，促进胃肠功能

霜降节气人体代谢减慢，阳气渐虚，脾胃运化功能减弱，慢性胃病患者脾胃功能负担加重。同时随着天气开始转凉，人们开始注重进补。提醒大家，此时建议采取温补，而不要过补，补品滋腻，易阻碍消化。

促进胃肠功能，可以采取按摩中脘穴的方法。胸骨下方的凹陷中，到肚脐的中央连线之间的中点，即为中脘穴，"中脘"也就是胃的中部的意思。操作时，在中脘穴上用温热的掌心抚摸或者摩动，让热力由表入里，可使消化功能变得旺盛起来，自然就起到了补益的作用。

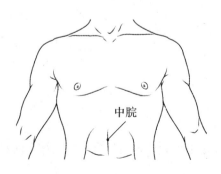

2.已病防变

阳气不藏，掐按涌泉

阳气该藏不藏，虚火就容易上来了，喉咙痛、牙痛、心脏不适、气滞胸闷等，都是时气病。针对这类现象的治疗方法，可通过刺激涌泉穴，将虚火敛藏下来。

阳气的自然之性是升生向上的，人体阳气的敛藏需要借助于外力，包括肺金肃降之力加上肾的收纳之力。自然界中的阳气是收敛到地下的，因此，大地就像一个巨大的磁场在源源不断地吸纳自然界中的阳气。涌泉穴是肾经的起始穴，在足底，为人体最低点，人脚踏实地，人体通过涌泉穴"接地气"，可以借助外界四时之气的力量将阳气收敛。

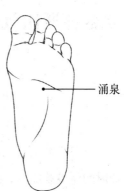

涌泉

涌泉位于足底部，蜷足时足前部凹陷处，当足底第二、三跖趾缝纹头端与足跟连线的前 1/3 与后 2/3 交点上。用拇指指甲掐按涌泉，垂直于脚底涌泉穴缓缓用力，以身体耐受为度。也可以在公园的鹅卵石地上或指压板上，踩按刺激涌泉穴。

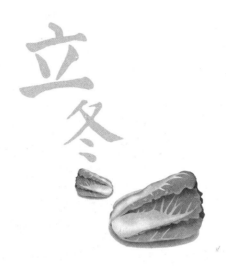

立冬补通阳气

立冬物语

立冬，在每年11月7～8日，即太阳位于黄经225°。立冬过后，日照时间将继续缩短，正午太阳高度继续降低。中国民间有以立冬为冬季之始，需进补以度严冬的食俗。

在古籍《月令七十二候集解》中对"冬"的解释是："冬，终也，万物收藏也"，意思是说秋季作物全部收晒完毕，收藏入库，动物也已藏起来准备冬眠。看来，立冬不仅仅代表着冬天的来临，完整地说，立冬是表示冬季开始，万物收藏，规避寒冷的意思。左河水《立冬》诗云："北风往复几寒凉，疏木摇空半绿黄。四野修堤防旱涝，万家晒物备收藏。"

立冬物候："一候水始冰；二候地始冻；三候雉入大水为蜃。"

一候水始冰：在北方，水泽开始结冰了。

二候地始冻：地表的土地开始冻结，阳气沉降到更深的土中、水中，阴气弥漫人间。

三候雉入大水为蜃：雉，为野鸡、水鸟，为星宿。蜃，蚌属。立冬，万物始成，河里的蚌、海里的扇贝等贝壳类生命已经到了收成的季节。等海水退潮，蛤蚌扇贝浮现出来，引得天上大批鸟类飞下来享用，叼食。于是就出现了"雉入大水为蜃"的盛况。

立冬前后，中国大部分地区降水显著减少。中国北方地区大地封冻，农林作物进入越冬期。江淮地区的"三秋"已接近尾声，江南则需抢种晚茬冬麦，赶紧移栽油菜。

立冬节气对人体的影响

冬季寒气当令，寒邪的性质及致病特点如下：

1.寒为阴邪，易伤阳气

由于寒邪侵袭肌表，阳气不能外达以温煦身体，因而，具有恶寒、发热、无汗的特点，此为外寒。

内寒：寒邪直中，伤及脾胃，则运纳升降失常（影响脾胃的消化吸收功能），以致吐泻清稀、脘腹冷痛。如果脾肺受寒，表现为咳喘气短、痰涎清稀或有水肿等症状；如果寒伤脾肾，脾肾阳气为一身阳气的根本，表现为畏寒肢冷、腰脊冷痛、尿清便溏、水肿腹水等症状。

2.凝滞主痛

由于寒凝气血，气血运行不畅，气血瘀滞，"不通则痛"。如果寒入肌表、凝滞经脉，则头身肢节剧痛，身体不能自主行动甚至身体僵硬；如果直中入里，气机阻滞，则表现为胸、脘、腹冷痛或绞痛。

3.收引拘急

如果寒入经络关节，则筋脉收缩拘急，以致痉挛抽痛，屈伸不利；如果寒侵肌表，则毛窍收缩，卫阳闭郁，因而，发热恶寒无汗，头身拘紧而痛，血脉亦收引而见紧脉。

立冬养生原则

1. 日常起居

在《素问·四季调神大论》中指出 ："冬三月，此谓闭藏，水冰地坼，无扰乎阳，早卧晚起，必待日光……此冬气之应，养藏之道也。"因此，立冬时养生应顺应自然界闭藏的规律，以敛阴护阳为根本。早睡可养人体阳气，晚起能养人体阴气，但晚起并不是赖床不起，而应以太阳升起的时间为度。早睡晚起，日出而作，保证充足的睡眠，有利于阳气潜藏，阴精蓄积。立冬后气候寒冷，着衣应注意薄厚适度，因为衣着过少、过薄即易感受寒邪而耗损阳气，而衣着过多、过厚则使人体腠理开泄，阳气不得潜藏，寒邪也会易于侵入。

2. 多晒太阳

在阳光充足的时候宜多到户外晒太阳，常晒太阳可起到壮阳气、温通经脉的作用。中医学十分重视阳光对人体健康的作用，认为常晒太阳能助发人体的阳气。特别是在冬季，由于大自然处于"阴盛阳衰"状态，人体也不例外，故冬天常晒太阳，更能起到壮人阳气、温通经脉的作用。

3. 预防寒邪侵袭，防治心血管疾病

寒邪是冬季中的主要致病因素，寒主收引，寒邪会引起血管壁与支气管的收缩，加剧血压升高、缺血、咳嗽等症状。所以，冬季养生保健，一定要注意防止寒邪的侵袭。

现代医学认为，冬季的低气温环境容易诱发冠心病、高血压、慢性支气管炎、哮喘、肺气肿、关节炎等疾病发作。患慢性支气管炎、哮喘病的人到

了冬季病情就会逐渐加重，遇寒冷空气的刺激就会诱发急性发作。有研究表明，77% 的心肌梗死患者，54% 冠心病患者对天气温度的变化感受性高，尤其在冬季，由于寒冷刺激和高气压作用，发病率最高。

4. 收敛

《遵生八笺》里说："冬三月，六气十八候皆正养脏之令，人当闭精塞神，以厚敛藏。"意思是，冬天这三个月，正是休养脏腑的好时间，人的精神应该也有所敛藏。少活动，多读书；少释放，多吸收；少表达，多感悟。

5. 饮食建议

中医学认为，立冬节气的到来是阳气潜藏，阴气盛极，草木凋零，蛰虫伏藏，万物活动趋向休止，以冬眠状态养精蓄锐，为来春生机勃发作准备。在我国很多地方都流传着"冬吃萝卜夏吃姜，不劳医生开药方"这样的谚语。萝卜具有很强的行气功能，还能止咳化痰、除燥生津、清凉解毒。然而立冬吃萝卜好，并不意味着只吃萝卜，立冬的饮食调养要遵循"秋冬养阴""无扰乎阳"的原则，也就是说，少食生冷，但也不宜燥热，食用一些滋阴潜阳、热量较高的膳食为宜，如：牛羊肉、乌鸡、鲫鱼，多饮豆浆、牛奶，多吃萝卜、青菜、豆腐、木耳等。

立冬经络养生

1. 未病先防

（1）晒太阳，补阳气，通经络

补阳气，最简单有效的方法就是晒后背，这个方法就是列子推崇的"负日之暄"，就是背对日光而坐的意思。

清代医家曹庭栋在《养生随笔》中记载："日清风定，就南窗下，背日光而坐，列子所谓'负日之暄'也。脊梁得有微暖，能使遍体和畅。日为太阳之精，其光壮人阳气，极为补益。"

人体的后背是多条经络的必经之路，后背经过阳光的照射，变得暖暖的，经络就会畅通，阳气也会变足。

（2）补阳气，点肾俞

肾俞位于第二腰椎棘突下，旁开1.5寸。冬季应肾，肾主纳，主封藏，因此，冬季当调补肾脏功能。肾俞穴为足太阳膀胱经背俞穴，为肾脏之气直接输注的地方，可调节增强肾脏功能。点揉肾俞，方法为双手叉腰，以拇指指腹点于双侧肾俞穴上，作环旋揉动，同时可以施加一个垂直于背部的压力，缓慢加力，以身体耐受为度，每日不拘于时，可以反复操作。

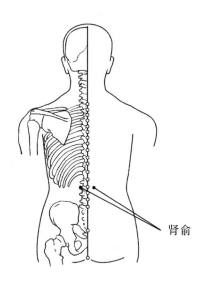

肾俞

2.已病防变

（1）冠心病防护

冠状动脉供血不足，心肌急剧的暂时缺血与缺氧会引起发作性的胸痛或胸部不适，这就是临床所说的心绞痛。

心绞痛是心脏缺血反射到身体表面所感觉的疼痛，特点为前胸阵发性、压榨性疼痛，可伴有其他症状，疼痛主要位于胸骨后部，可放射至心前区与左上肢，劳动或情绪激动时经常发生，每次发作持续 3 ~ 5 分钟，可数日一次，也可一日数次，休息或用硝酸酯类制剂后可消失。

针对已经确诊为冠心病的患者，在冬季更应加强防护，防止病情加重出现心绞痛的症状。心绞痛发作时，常用方法是舌下含服硝酸甘油，而服用硝酸甘油是被动的亡羊补牢的办法，我们应该主动出击预防心绞痛。在穴位保健方面，建议点按膻中、内关、阴郄三穴。

膻中，男性两乳头连线中点取膻中；女性可选择第四肋间与人体正中线的交点。内关，在手腕横纹上两寸，两筋之间。阴郄，在前臂前内侧，腕掌侧远端横纹上 0.5 寸。

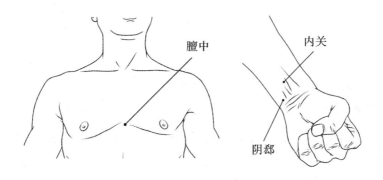

每天起床前点按或掐按，配合呼吸，随呼气慢慢下按，随吸气慢慢抬起。每穴 5 分钟，强度以局部产生酸胀感为宜。因为早晨温度偏低，自然界的阳气还未充盛；同时，早晨身体由安静的睡眠状态过渡到白天的运动状态，耗氧量、心脏功能增大，相应地，心脏的负荷也将增大。因此，这个时候点按膻中、内关、阴郄就是在给心脏加油添动力，能有效地预防心绞痛等心血管疾病。

（2）不同证型心绞痛的配穴

膻中、内关、阴郄也可以作为治疗或缓解心绞痛发作的主穴、基本穴，此外，还应根据伴随症状的不同来配合不同的穴位，这就是中医的辨证论治。

★气滞血瘀

【症状】 心胸刺痛，胸部闷滞，动则加重，伴短气乏力，汗出心悸，舌体胖大，边有齿痕，舌质黯淡或有瘀点瘀斑。

【方法】 按揉血海、太冲，每穴3分钟。

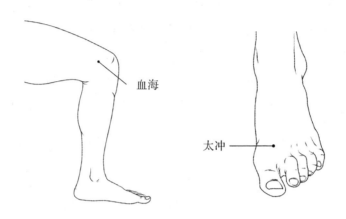

血海

太冲

★痰湿闭阻

【症状】舌头胖大，舌边有齿痕，口黏恶心，便溏，食欲减退，短气乏力，血脂高。

【方法】 艾灸丰隆、中脘，点燃艾条一端，手持艾条另一端，使点燃端悬于穴位上方2厘米左右，以局部温热为度，避免烫伤。

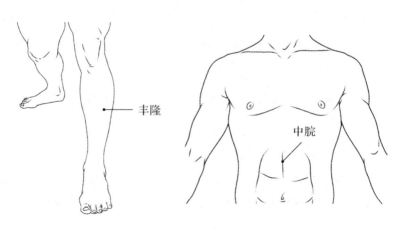

丰隆

中脘

★心肾阳虚

【症状】胸闷气短，心痛时作，汗出，畏寒肢冷，面色苍白，唇甲淡白。

【方法】艾灸肾俞、心俞，方法同上。

预防心绞痛的主穴与配穴

主穴	膻中、内关、阴郄	
配穴	气滞血瘀	太冲、血海
	痰湿闭阻	太冲、血海
	心肾阳虚	心俞、肾俞

扫码看讲座
立冬

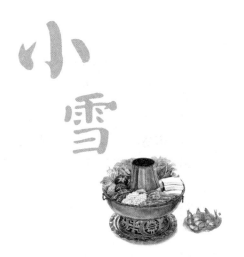

小雪调控阳气

小雪物语

小雪，是二十四节气中的第二十个节气，每年 11 月 22 或 23 日，太阳到达黄经 240°，此时称为小雪节气。

《月令七十二候集解》曰："十月中，雨下而为寒气所薄，故凝而为雪。小者未盛之辞。""小雪"是反映天气现象的节令。古籍《群芳谱》中说："小雪气寒而将雪矣，地寒未甚而雪未大也。"

小雪物候："一候虹藏不见；二候天气上腾地气下降；三候闭塞而成冬。"

一候虹藏不见：季春阳胜阴，故虹见；孟冬阴胜阳，故藏而不见。小雪时阴气下降，万物失去生机。彩虹不再出现在天空。

二候天气上腾地气下降：阳气藏得更深，阴气弥漫人间，天地不通，阴阳不交，万物寂然。

三候闭塞而成冬：阳气下藏地中，阴气闭固而成冬。

进入小雪节气，我国广大地区西北风开始成为常客，气温下降，逐渐降到0℃以下，但大地尚未过于寒冷，虽开始降雪，但雪量不大，故称小雪。此时阴气下降，阳气上升，而致天地不通，阴阳不交，万物失去生机，天地闭塞而转入严冬。黄河以北地区会出现初雪，提醒人们该御寒保暖了。

小雪节气对人体的影响

1. 抑郁加重

小雪节气里，北风凛冽，草木凋零，阳气潜藏，阴气旺盛，人体的阴阳消长代谢处于相对缓慢的水平，天气阴冷晦暗，光照较少，此时容易引发或加重抑郁症。

2. 易生冻疮

入冬以后皮肤易生冻疮，天气寒冷，不少人易生冻疮。冻疮常常发生在手、脚、耳等部位，一般只有红、肿、痛的症状，严重的可能起水疱，甚至溃烂。

3. 感冒多发

小雪时节，天已积阴，寒未深而雪未大，故名小雪。空气的湿润对于呼吸系统的疾病会有所改善，但雪后会出现降温天气，所以要做好御寒保暖，防止感冒的发生。

小雪养生原则

冬季养生就应顺应气机沉降、闭藏的特点，敛阴护阳，着眼于"静""藏"二字。此时，应保持情绪安定，使阳气潜藏于体内，切勿失调；宜早睡晚起，勿熬夜、劳精神、损阴精；当谨慎房事，藏精养肾，因为"冬不藏精，春必病温"。

1. 运动

运动应以静态运动为主，养阳气，使阳气潜藏，可选择练太极拳、八段锦、十六段锦等，不适宜太激烈的运动。运动强度以微微出汗为佳，避免大汗出而使阳气外泄。

2. 饮食

小雪节气饮食对正常人来说，应当遵循"秋冬养阴""无扰乎阳"的原则，既不宜生冷，也不宜燥热，最宜食用滋阴潜阳、热量较高的膳食。具体地说，这个季节宜吃温补性食物和益肾食品。气候寒冷，宜多食一些温热补益的食物来御寒，可多食羊肉、牛肉、鸡肉、狗肉、虾、鹌鹑等食物，此类食物中富含蛋白质及脂肪，产热量多，可益肾壮阳、温中暖下、补气生血，御寒效果较好。

此外，怕冷与缺少钙和铁有关。人怕冷与机体摄入某些矿物质较少有关，如钙在人体内含量的多少，可直接影响心肌、血管及肌肉的伸缩性和兴奋性；血液中缺铁是导致缺铁性贫血的重要原因，常表现为产热量少、体温低等，因此，补充富含钙和铁的食物可提高机体的御寒能力。含钙的食物主要包括牛奶、豆制品、海带、紫菜、贝壳、牡蛎、沙丁鱼、虾等；含铁的食物则主要为动物血、蛋黄、猪肝、黄豆、芝麻、黑木耳和红枣等。海带、紫菜等含碘丰富的食物可促进甲状腺素分泌，产生热量，故立冬时也宜常食。此外，立冬后还可多吃些坚果，如花生、核桃、板栗、榛子、杏仁等。

3. 起居

养生保健方面，主要以御寒保暖为主。

小雪经络养生

1. 未病先防

调控阳气以御寒

中医讲究天人相应，春生夏长，秋收冬藏，冬季讲究封藏、闭藏。为什么这里要调控阳气呢？这与小寒的节气特点密不可分，冬季阳气主要是闭藏起来，在外的阳气不足，就会容易冻伤，易伤于寒，此时就需要调控部分阳气来御寒。对于本就阳气不足的人来说，体内阳气匮乏，表里俱寒，此类人群还需要配合养阳气。

小雪是闭藏的节气，因此，调补阳气就需要比立冬更进一步了，立冬节气只需按摩肾俞穴，小雪节气还需同时按摩大椎穴。因为古时候大椎被认为是六条阳经汇聚的部位，它穴性为热，按摩可改善头颈部供血，疏通六阳经，使阳气运行通畅。头为诸阳之会，因此头部的御寒更加注重。大椎为"阳中之阳"，统领一身之阳气。

大椎位于人体颈项部，第七颈椎棘突下凹陷中。用手掌心擦热以后迅速捂到大椎穴上，然后沿着大椎穴附近快速地擦摩，让热力沿着枕后向四周放射，会有颈肩放松、温热的感觉。下面擦热肾俞，上面擦热大椎，上下呼应

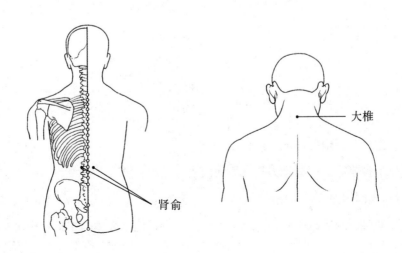

肾俞

大椎

来对抗小雪阴冷的天气，效果会很好。

2. 已病防变

（1）局部御寒——四肢冰冷

★上肢御寒

方法一：灸灵道

寒冷的冬季里，相信不少人会有"肢体寒凉，痛入骨髓"的感觉，更有些年老体虚之人，一年四季除了夏天，其余时候都会手脚冰凉，"能夏不能冬"。这是因为身体阳气虚或有寒邪，当夏季时自然界和人体相应，阳气足则可制衡寒邪；冬季时身体本有寒邪，加之外界、身体阳气都弱，因此感觉肢体寒冷，痛入骨髓。坚持艾灸灵道穴，就能帮助上肢抵御寒邪。灵道为手少阴心经之脉，位于前臂前区，腕横纹上两横指处。

【方法】手持艾条雀啄灸，将艾条燃着端悬于施灸部位上距皮肤 2 ~ 3 厘米处，对准灵道穴上下移动，使之像鸟雀啄食一样，一起一落忽近忽远。

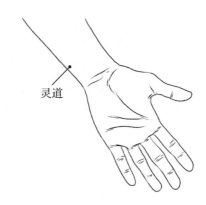

灵道

方法二：阳气不足，点按阳池

手脚冰凉，中医认为是三方面因素导致的：首先是阳气不足——怕冷其实是"阳虚生内寒"的结果；其次是由于人体血虚、血运不畅所导致；最后，冬季是阳气内伏的季节，相对躯干而言，手足位于人体的末端，中医称其为

"四末"。冬季"阳气内守，不达四末"，所以容易出现手足冰凉。

我们的身体上的阳池穴可帮助抵御严寒，阳池穴是支配全身血液循环及荷尔蒙分泌的重要穴位。刺激这一穴位，可迅速畅通血液循环，平衡激素分泌，暖和身体，进而消除发冷症。阳池穴在腕后侧，腕背侧横纹上，肌腱的小指侧缘凹陷中。

【方法】中指点于阳池穴，缓缓向下用力。刺激阳池穴要慢慢进行，时间要长，力度要缓，先以一只手的中指按压另一手的阳池穴，再换过来用另一只手的中指按压这只手上的阳池穴。

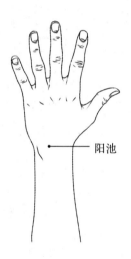

阳池

★下肢御寒

方法：擦涌泉

四肢冰凉的人肾中阳气必然虚弱，肾中的阳气是一身阳气的根本，而涌泉穴又是肾气的源头，所以，通过擦涌泉温补肾阳，使阳气得到补助，四肢末端也就能够得到阳气的温煦，就会温暖起来。涌泉为肾经的第一个穴位，位于足底前三分之一与后三分之二的交点，屈足足前部凹陷处。

【方法】

左手握左脚，将右手手心对准左脚脚心，进行快速的摩擦，使手脚心产生温热的感觉，持续摩擦 5 ～ 6 分钟，然后交换摩擦另一只脚。

这样交替摩擦十次左右，就可以一方面利用摩擦本身对手心、脚心的刺激，来调节肾经、心包经经气的运行，达到促进气血运行、疏通经络的作用；另一方面，因为摩擦带来的温热的感觉可以渗透到穴位的内部，就可以起到温通经脉、温补肾阳的作用，对肾阳有鼓舞、资助的功效。

振奋阳气，御寒保暖的穴位

振奋阳气	上	搓大椎
	下	搓涌泉
御寒保暖	上肢	艾灸灵道
		艾灸阳池
	下肢	搓涌泉

扫码看讲座
小雪

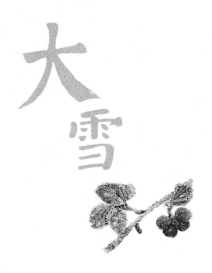

大雪灸养肾阳

大雪物语

　　大雪，通常在每年的 12 月 7 日或 8 日，太阳到达黄经 255°。大雪是二十四节气中的第二十一个节气，更是冬季的第三个节气，标志着仲冬时节的正式开始。《月令七十二候集解》说："至此而雪盛也。"大雪的意思是天气更冷，降雪的可能性比小雪时更大了，并不指降雪量一定很大。

　　古代将大雪分为三候："一候鹖鴠不鸣；二候虎始交；三候荔挺出。"

　　一候鹖鴠不鸣：鹖鴠，音曷旦，夜鸣求旦之鸟，亦名寒号虫，乃阴类而求阳者，兹得一阳之生，故不鸣矣。因天气寒冷，寒号鸟也不再鸣叫了。

　　二候虎始交：虎本阴类，感一阳而交也，此时是阴气最盛时期，所谓盛极而衰，阳气已有所萌动，老虎开始有求偶行为。

　　三候荔挺出：荔也叫马蔺，叶似蒲而小，根可为刷。"荔挺"为兰草的一种，感到阳气的萌动而抽出新芽。

　　人常说，"瑞雪兆丰年"。严冬积雪覆盖大地，可保持地面及作物周围的温度不会因寒流侵袭而降得很低，为冬作物创造了良好的越冬环境。积雪融化时又增加了土壤水分含量，供作物春季生长的需要。雪水中氮化合物的含量是普通雨水的 5 倍，有一定的肥田作用。所以农谚有"今年麦盖三层被，来年枕着馒头睡"的说法。这时我国大部分地区的最低温度都降到了 0℃或以下。往往在强冷空气前沿冷暖空气交锋的地区，会降大雪，甚至暴雪。可见，大雪节气是表示这一时期，降大雪的起始时间和雪量程度，它和小雪、雨水、谷雨等节气一样，都是直接反映降水的节气。

大雪节气对人体的影响

1. 阳气已有萌生之意

大雪一到，预示着天气将越来越寒冷了，身体需要更多的阳气来抵御寒邪，因此，阳气渐渐有了萌动之意。

2. 影响血压

大雪天气寒冷，寒主收引，影响循环系统，血管壁收缩增加了血液流动的阻力，血流对血管壁的压力增高，血压升高；冬季早晨天气寒冷，血管和神经受到刺激，同时，血管的收缩也会反馈到神经系统，使交感神经兴奋，使血压升高；一夜睡眠后，身体里的水分减少，增加了血液的黏稠度，也会使血压升高。

3. 影响内分泌系统

冬天的寒冷气候影响人体的内分泌系统，使人体的甲状腺素、肾上腺素等分泌增加，从而促进和加速蛋白质、脂肪、糖类三大类热源营养素的分解，以增加机体的御寒能力，这样就造成了人体热量散失过多。从中医的角度来看，此时需要更多的阳气来御寒。冬季应肾脏，秋收冬藏，收的是什么？藏的是什么？是阴水，是阳气。阴水收藏到体内，不被外界寒冷之气侵袭，阴阳互根互生，使来年化生有源。收藏阳气，就像动物到秋天就开始慢慢收集食物，藏在洞中一样。这个收藏并不是说就放着不用了，藏起来就是为了用，为了顺利过冬。春夏的阳气是弥散的，可以从自然中获取的，而冬季外界萧条，寒冷阴盛阳微，这就需要动用肾封藏的阳气，来维持日常的生活。

大雪养生原则

1. 早睡晚起
大雪时节宜"早卧迟起"。早睡以养阳气，迟起以固阴精。

2. 注意保暖
大雪时节应重点注意关节的保暖。由于关节附近多是肌腱、韧带等血管分布较少的组织，而且四肢经常暴露在外，更易散失温度，使关节僵硬，血液循环差，因而疼痛不止。因此，关节炎患者在寒冬须加强保暖。若能在冬季临睡前温水泡足，不但可以活血通络有益关节，并可安神宁志，促进睡眠。

3. 饮食进补
从饮食的角度看，大雪是"进补"的大好时节。冬令进补能提高人体的免疫功能，促进新陈代谢，使畏寒的现象得到改善。冬令进补还能调节体内的物质代谢，使营养物质转化的能量最大限度地贮存于体内，有助于体内阳气的升发。俗话说"三九补一冬，来年无病痛"，此时宜温补助阳、补肾壮骨、养阴益精。冬季食补应供给富含蛋白质、维生素和易于消化的食物。大雪节气前后，柑橘类水果大量上市，像南丰蜜橘、官西柚子、脐橙、雪橙都是当家水果，适当吃一些可以防治鼻炎，祛痰止咳。

4. 适量运动

大雪节气可选择动作幅度较小的有氧运动，如快走、慢跑、跳绳、爬楼梯、散步、打太极拳等，在运动前一定要做好热身活动。因为大雪时节天气寒冷，人体各器官系统保护性收缩，肌肉、肌腱和韧带的弹力和伸展性降低，肌肉的黏滞性增强，关节活动范围减小，身体容易发僵，不易舒展。如果不做热身活动就锻炼，往往会造成肌肉拉伤、关节扭伤。因此，大雪节气进行健身锻炼，尤其是在室外锻炼时，首先应做好充分的热身活动。

大雪经络养生

1. 未病先防

助阳泡脚法

将肉桂、干姜、川椒等温热药物煎煮之后的药汤，加入用木桶盛放的泡脚水中，桶底最好铺放大小一致的鹅卵石。然后将双腿放入桶内浸泡，桶内的水量要能够浸泡到膝关节的下面。水温下降以后，要不断添加热水，维持温度的相对恒定。泡脚的时候，双脚稍用力，在桶底的鹅卵石上踩踏、揉动，泡脚的时间以 15 ～ 20 分钟为宜。

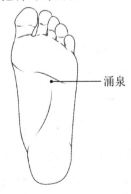
涌泉

桶底的鹅卵石可以刺激足底的涌泉穴，处在脚心的涌泉穴还有另外一个功能，就是能够和地气相沟通。地气为阴，天气为阳，涌泉沟通地气就是沟通天地之气，所以也可以将涌泉穴看作是沟通阴阳之气的穴位，是阴阳之气相交汇的地方。在泡脚时加入肉桂、干姜、川椒等阳热之品可助阳补阳气，使阳气通过足底涌泉穴的通道周游全身。

2. 已病防变

助阳除湿艾灸法

加强保暖助阳，还可以通过艾灸某些穴位，达到助阳、加强代谢、祛除阴湿的效果。具体可以前灸神阙，后灸命门。神阙位于肚脐中央；命门，在我们一吸气之后，两肋骨下方水平连线通过脊柱上的穴位。

神阙穴位于肚脐的正中央。肚脐又名命蒂，人在胎儿时期，通过脐与母体相连，吸收营养，所以，中医认为肚脐处存在着先天的经络系统。因此，神阙穴可调节全身的疾病，治疗范围广泛。此外，神阙在内有经脉连于命门穴，通于阳脉之海督脉，因此，艾灸神阙可以补阳气。

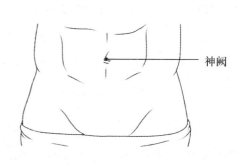

命门，位于第二腰椎棘突下，后正中线上。命，人之根本也；门，出入的门户也。本穴因其位处腰背的正中部位，内连脊骨，在人体重力场中为位置低下之处，脊骨内的高温高压阴性水液由此外输体表督脉，本穴外输的阴性水液有维系督脉气血流行不息的作用，为人体的生命之本，故名命门。

艾灸命门可让人体内阳气更加充盈，使督脉阳气通畅，以防卫外部的寒冷气候对身体产生的负面影响。具体操作方法，可以隔附子灸，有隔附子片灸和隔附子饼灸两种。

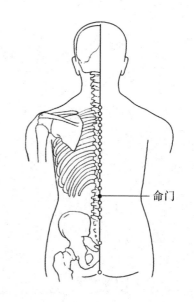

隔附子片灸：取熟附子用水浸透后，切成 0.3 ~ 0.5 厘米厚的片，中间用针刺几

个孔，放于穴区，上置艾炷灸之。

隔附子饼灸：将附子切细研末，以黄酒调和做成厚约0.4厘米的饼，中间用针刺孔，放于穴位上置艾炷灸之；也可以用生附子3份、肉桂2份、丁香1份，共研细末，以炼蜜调和制成0.5厘米厚的药饼，用针穿刺数孔，上置艾炷灸之。

如果附子片或附子饼被艾炷烧焦，可以更换后再灸，直至穴区皮肤出现红晕再停灸。两穴艾灸不分先后顺序。

扫码看讲座
大雪

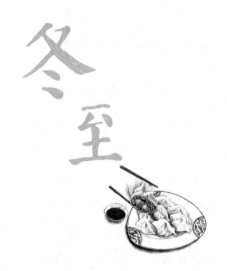

冬至升发阳气

冬至物语

古人对冬至的说法是：阴极之至，阳气始生，日南至，日短之至，日影长之至，故曰"冬至"。

冬至又名"一阳生"，是冬季的第四个节气，也是中华民族的一个传统节日，冬至俗称"数九""冬节""长至节""亚岁"等。早在2 500多年前的春秋时代，中国就已经用土圭观测太阳，测定出了冬至，它是二十四节气中最早制订出的一个，时间在每年的公历12月21～23日。"数九"，每九天为一个"九"。到"三九"前后，地面积蓄的热量最少，天气也最冷，所以说"冷在三九"，而"九九"已在农历一月、二月，中国大部分地区已入春，因此"九九艳阳天"。九为阳数，冬至一阳生。《汉书》中说："冬至阳气起，君道长，故贺。"人们认为：过了冬至，白昼一天比一天长，阳气回升，是一个节气循环的开始。

中国古代将冬至分为三候："一候蚯蚓结；二候麋角解；三候水泉动。"

一候蚯蚓结：阳气未动，屈首下向，阳气已动，回首上向，故屈曲而结。

传说蚯蚓是阴曲阳伸的生物，此时阳气虽已生长，但阴气仍然十分强盛，土中的蚯蚓仍然蜷缩着身体。

二候麋角解：阴兽也。得阳气而解。麋与鹿同科，却阴阳不同，古人认为麋的角朝后生，所以为阴，而冬至一阳生，麋感阴气渐退而解角。

三候水泉动：天之一阳生也。由于阳气初生，所以，此时山中的泉水可以流动并且温热。

冬至期间，西北高原平均气温普遍在0℃以下，南方地区也只有6～8℃。另外，冬至开始"数九"，冬至日也就成了"数九"的第一天。关于"数九"，民间流传着的歌谣是这样说的："一九、二九不出手，三九、四九冰上走，五九、六九沿河看柳，七九河开，八九燕来，九九加一九，耕牛遍地走。"不过，西南低海拔河谷地区，即使在当地最冷的1月上旬，平均气温仍然在10℃以上，真可谓秋去春平，全年无冬。

冬至节气对人体的影响

1. 疾病有加重的风险

有俗语说"重病难过冬至节，过了冬至可过年"，这里说的冬至也包括节前节后。冬至到小寒、大寒是最冷的时节，患心脏病、高血压的人往往会病情加重，患中风者增多。

2. 阴极生阳，身体内一阳生

冬至的"至"，是"极"的意思。经过立冬、小雪、大雪，人体储藏的阳气消耗殆尽，冬至阴寒之极，照天体运化的规律，天地物候呈现阳气来复。现代医学研究中有阴阳互根的观点，阴阳对立的双方有一方亢盛，就会出现失衡，偏盛不复，如果是长病之躯，体内阳气不能接续以天时，就会患病。

Tip：阳气对人体的作用

阳气可以温煦人体，还能温养人体。看看自然界，春天夏天，日照充足，气候温热，动物、植物活动能力就强、生长迅速；但到了秋冬，天寒地冻，万事万物也就萧条萎靡，植物枯枝败叶，动物潜伏冬眠。人也是一样，《黄帝内经》将阳气这种温养功能高度地概括为"若天与日""精则养神，柔则养筋"，意思是说：人有了充沛的阳气才能够精神饱满、充满活力、身手敏捷、身体强壮。而有些人成天精神萎靡，说话走路都觉费力，就是体内阳气不够充沛。

阳气温养人体，这个养的作用到底通过什么方式实现的呢？这就涉及阳气对人体另外两个重要的作用，即中医所说的"气化"和"推动"作用。阳气的气化作用，简单地说就是"阳气有使物质发生变化的功能"。在我们人体中的气化功能，新陈代谢是比较直观的一方面体现，人体新陈代谢就是靠阳气气化作用来维持，吃进去的东西、吸进去的气，在气化作用下变成可吸收利用的物质进入人体，在人体内又在气化作用下合成人体有用的物质充养人体，同时分化出无用的代谢废物排出体外。离开了阳气的气化作用，人的新陈代谢就不能进行。

冬至养生原则

在农业社会时，劳力支出较多，但营养补给往往不足，历经春、夏、秋三季后，体力往往已经透支，因此，必须趁冬藏时，将全身精气伏藏起来，用来修复五脏六腑的功能。古人观察地球气温变化，到冬至之时，应开始依循自然规律，将阴液保存、阳气长养出来，如此身体的阴、阳之气才能够周全，阴、阳气顺后，就不致有阴气内伤、肾气内乱的问题产生。

1. 定时起居

冬至之后，白天时间缩短，睡眠时间也需要根据季节调整，最好是早睡晚起，等到天亮再起床。尤其是老年人，有高血压、心脑血管等慢性病的，更要做到缓慢起床，不能醒来立马起床，否则可能导致血压急剧升高。

2. 多做运动

喜欢晨练的老人们也不需要那么早起床，最好太阳出来再去锻炼，这样阳气升发，还可以晒太阳补阳，也不会因为太冷而出现心血管意外。除此之外，年轻人更要多运动，因为长期在办公室坐着，很少晒到太阳，身体内血液不畅通，更容易生病。多运动还有利于增强免疫力，减少感冒。

3. 情绪愉悦

冬季养生中情绪养生是必不可少的，有个好心情，就是一剂很好的养生药，让人们在寒冷的冬天都暖洋洋的，而且身体的气血也会通畅，不会气郁气结，少生很多病。

4. 食补温肾

冬季食补最主要的是补肾精，因为肾属冬天，冬季是补肾的最好季节。而冬至是最重要的补肾节点，如果这个时候肾精亏虚，来年就会感到虚。

老年人一般都会不同程度地出现肾气亏虚的症状，如夜尿频多，腰膝酸软，阳痿早泄，气短咳嗽，骨质疏松，因为肾除了主藏精外，还主纳气及主骨生髓。因此，老年人在冬天里应当多补肾，可预防多种慢性呼吸系统疾病，有益肾、坚肾之功。

另外，中年人因为工作劳累，年底加班多，也是肾虚的主发人群之一。

此时可利用冬至之后的养生时机吃些补肾壮阳的食物，如黑芝麻、黑豆、海参等黑色食物以及羊肉、核桃、板栗等，对虚寒者尤其有益。还可食用一些具有补肾益肾功能的水果，如榴梿、芒果、荔枝、桂圆等南方水果，覆盆子、桑葚子是补肾的黄金搭配，阴阳互补。老人冬天还可以配食甲鱼、枸杞等护阴之品。

冬至经络养生

1. 未病先防

（1）艾灸涌泉——升阳气

冬至节气一阳生，潜伏深藏于内的阳气开始向上向外走了，为迎接一年中最冷的节气大寒、小寒做准备，这是人与大自然几千年来磨合出来的默契。

前面我们不止一次提到过涌泉穴，在小雪节气里，搓涌泉来帮助下肢御寒；大雪节气用药物泡脚，通过涌泉穴助阳气；而在冬至节气艾灸涌泉穴，则是为了升阳气。同一个穴位，采取不同的方法刺激可以发挥不同的作用。

用不同方法刺激涌泉穴的作用

方法	作用
搓涌泉	搓法，微微刺激肌表，引阳气于表帮助御寒
温阳药物泡脚（针对涌泉穴）	助阳以补，涌泉为阴阳的通道，以此为切入点，通过药物的渗透作用进入身体，事半功倍
艾灸涌泉	温阳补阳，借助艾灸微微以生火。涌泉本穴具含阴阳水火，在此处艾灸就像是水下加火，凉水变温水，温水变热水，热水产水蒸气，温暖濡润周身

大自然之象，冬季阳气深藏地下。因此，冬季外界天寒地冻，冰天雪地，而井水、地下水却是温暖的。阳气藏于地下，也升于地下，出于地下，因此，

随着节气的变化深入，温暖的水位不断上升，春三月时，地表、河面都开始温暖起来。人体的阳气也由下、由里升发，涌泉为肾经的第一个穴位，肾为下焦为最下最里，冬季应肾，肾阳藏于里，艾灸涌泉穴，就是帮助阳气的升发，一个涌泉穴可以贯穿整个冬季。

（2）辨体质，选对穴

★阳虚体质——艾灸肾俞、涌泉

素体阳虚的人，经过了一冬天的消耗，阳气更虚，升发阳气困难。这类人不仅需要帮助阳气的升发，还需要补阳气。

怎么界定阳虚呢？常见的阳虚有脾阳虚和肾阳虚，两者常互相影响，互相转换。肾阳为一身阳气的根本，为元阳。肾阳虚则一身阳气俱虚，脾阳也虚。脾阳虚，其原因多是因肾阳虚而受累，脾阳虚时间长了也会反作用于肾阳，导致肾阳虚。

脾阳虚与肾阳虚的特点

证	相同点	症状
脾阳虚	畏寒怕冷，四肢不温，舌淡苔白，口淡不渴	食少、腹胀，腹痛绵绵，喜温喜按，畏寒怕冷，四肢不温，面白少华或虚浮，口淡不渴，大便稀溏，甚至完谷不化，或肢体浮肿、小便短少，或白带清稀量多，舌质淡胖或有齿痕，舌苔白滑，脉沉迟无力
肾阳虚		肾阳虚的临床表现有多个方面： 神疲乏力、精神不振、活力低下、易疲劳； 畏寒怕冷、四肢发凉（重者夏天也凉）、身体发沉； 腰膝酸痛、腰背冷痛； （泌尿生殖）性功能减退、阳痿、早泄，易患前列腺炎等； 小便清长、余沥不尽，尿少或夜尿频多； 听力下降或耳鸣； 其他：记忆力减退、嗜睡、多梦、自汗；易患腰痛、关节痛等；易患骨质疏松症、颈椎病、腰椎病等；虚喘气短、咳喘痰鸣；五更腹泻，或者便秘；身浮肿，腰以下尤甚，下肢水肿；小腹牵引睾丸坠胀疼痛，或阴囊收缩，遇寒则甚，遇热则缓；须发易脱落、早白；形体虚胖或羸瘦；反映在面部则色青白无光或黧黑

此处所指的阳虚，主要是肾阳虚。肾俞，为肾经的背俞穴，艾灸肾俞可补肾中阳气。如果病重，阳气虚较重者，可以加灸命门穴，以借助阳脉之海——督脉的力量来温补阳气。

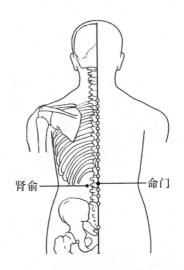

肾俞　　　　　　命门

灸法采用温和灸，即将艾条燃着的一端与施灸处的皮肤保持2厘米左右距离，使患者局部温热而无灼痛。每穴灸5～15分钟，以皮肤出现红晕为度。对昏迷或局部知觉减退者，须随时注意局部温热程度，防止灼伤。现在有各种灸疗架，可将艾条插在上面，固定施灸，这种灸法可以使温度较恒定和持续。

2. 已病防变

下肢寒凉

中医认为，人体内血液得温则利于流动，得寒则凝滞。在冬至节气，心脏病、高血压的患者病情容易加重，身体偏弱者下肢寒凉的症状会非常明显，此时适当艾灸能很好地缓解这种症状。涌泉加上肾俞穴，每穴艾灸15～30分钟，直至下肢及肢端出现温热感，腰、大腿、小腿都温暖了就可以了。

扫码看讲座
冬至

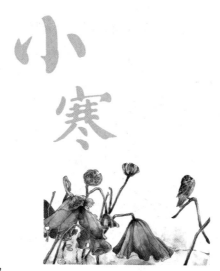

小寒温补肾阳

小寒物语

小寒是农历二十四节气中的第二十三个节气，也是冬季的第五个节气，标志着冬季时节的正式开始。当太阳到达黄经285°时，对于神州大地而言，标志着一年中最寒冷的日子到来了。

《月令七十二候集解》中说"月初寒尚小……月半则大矣"，就是说，在黄河流域，当时大寒是比小寒冷的。又由于小寒还处于"二九"的最后几天里，小寒过几天后，才进入"三九"，并且冬季的小寒正好与夏季的小暑相对应，所以称为小寒。

古代将小寒分为三候："一候雁北乡，二候鹊始巢，三候雉始雊"。

一候雁北乡：一岁之气，雁凡四候。如十二月雁北乡者，乃大雁，雁之父母也。正月候雁北者，乃小雁，雁之子也。盖先行者其大，随后者其小也。此说出自晋代的干宝，宋人述之以为确论。古人认为候鸟中大雁是顺阴阳而迁移，此时阳气已动，所以大雁开始向北迁移。

二候鹊始巢：鹊知气至，故为来岁之巢。喜鹊也。鹊巢之门每向太岁。

冬至，天元之始，至后二阳已得来年之节气，鹊遂可为巢，知所向也。此时到处可见到喜鹊，并且感觉到阳气而开始筑巢。

三候雉始雊：雊，句姤二音，雉鸣也。雉火畜，感于阳而后有声。"雊"为鸣叫的意思，雉在接近四九时会感阳气的生长而鸣叫。

小寒的特点是天渐寒，尚未大冷。隆冬"三九"也基本上处于本节气内，因此有"小寒胜大寒"之说。这是因为在上一个节令冬至时，地表得到太阳光、热最少，但还有土壤深层的热量补充，所以，此时还不是全年最冷的时候。等到冬至过后，也是到"三九"前后，土壤深层的热量也消耗殆尽，尽管得到太阳光、热稍有增加，仍入不敷出，于是便出现全年的最低温度。

小寒节气对人体的影响

1. 阴寒偏盛损害阳气

小寒是一年当中最冷的日子，寒为阴邪，易伤阳气。《黄帝内经·素问·四气调神大论》云："冬三月，此谓闭藏，水冰地坼，无扰乎阳，早卧晚起，必待日光，使志若伏若匿，若有私意，若以有得，去寒就温，无泄皮肤，使气亟夺，此冬气之应，养藏之道也，逆之则伤肾。"

2. 对肾脏影响最大

《黄帝内经》又说"阴盛则寒，阴胜则阳病"，说明寒为冬天之气，阴寒之邪偏盛，易损害人体的阳气，而人的阳气一旦受损，可致脏腑失去温养，不仅不能涵养元阴元阳这一生命之本，还可导致五脏六腑的功能失调，外邪乘虚侵袭，而发生疾病或使原有的疾病加重。因此，《黄帝内经》又云"冬病在肾"，可见，小寒、大寒之气对人体脏腑，尤其是肾脏的损害之大。

3. 形寒易伤肺，喘病多发

喘病是冬季里的一种常见病，多见于老年人。"形寒饮冷则伤肺"，冬季寒冷之气吸入体内易引动伏邪，造成咳喘。陈修园的《医学实在易》中云，"气通于肺脏，凡脏腑经络之气，皆肺气之所宣"，寒邪伤肺后，肺的宣发肃降功能受限，将会累及影响各脏腑的功能。

小寒养生原则

1. 小寒养生，养肾为先

中医上有一年四季中"春应肝，夏应心，长夏应脾，秋应肺，冬应肾"的原则，所以冬季最应该养肾，而且也是养肾的最好时机。那么，面对如此寒冷的天气，究竟如何养肾呢？

冬月阳在内，阴气在外，所以不要扰动阳气，宜早睡晚起。不要让皮肤开泄出汗耗阳，使人体与冬藏之气相应。穿贴身柔和的衣物，多呼吸新鲜空气，多晒晒太阳，以保持人体的体温、体力及正气。小寒时节当温补肾阳，强正气，御寒固表补肺。

药食同源补肾，我们平时所食用的食物有很多实际上也是补肾药物，比如：山药、枸杞、核桃、芝麻等。平时也可以多食一些羊肉、鸡汤、鸭肉等温肾补肾的食物。中医还认为五谷可以补肾，历代养生家一直提倡健康的饮食，需要以"五谷为充，五果为养"，也就是说人每天必须摄入一定量的主食和蔬菜水果。主食摄入不足，容易导致气血亏虚，肾气不足；五果含有丰富的维生素、无机盐和纤维素，因可生吃，可获得更多的营养成分，所以经常食用，可辅助五谷使人体获得更全面的营养。因此，平时适当摄入一些益肾、养血的食物，对处于亚健康状态下的人们是大有裨益的。

2. 饮食保养，滋补防寒

冬季天气寒冷，此时也正是阴邪最盛的时候，也就是中医所谓的阴邪。从饮食养生的角度讲，要特别注意在日常饮食中多食用一些温热食物以补益身体，防御寒冷气候对人体的侵袭。常用补药有人参、黄芪、阿胶、冬虫夏草、首乌、枸杞、当归等；食补要根据阴阳气血的偏盛偏衰，结合食物之性来选择羊肉、狗肉、猪肉、鸡肉、鸭肉、鳝鱼、甲鱼、鲅鱼和海虾等，其他食物如核桃仁、大枣、龙眼肉、芝麻、山药、莲子、百合、栗子等。以上食物均有补脾胃、温肾阳、健脾化痰、止咳补肺的功效。当然，对体质偏热、偏实、易上火者应注意缓补、少食为好。

3. 日常起居，注意保暖

小寒是一年中最冷的节气之一，此时在起居上一定要注意保暖。

中医认为"寒性凝滞，寒性收引"，天气寒冷，则关节痛、颈椎病甚至是心脑血管疾病都容易发病。保暖是第一要务，尤其是对肩颈部、脚部等易受凉的部位要倍加呵护。对于老人来说，在保暖的同时还要注意通风，密切防范心脑血管疾病的发生。

4. 适当锻炼，强身健体

冬至日一阳生后，就可以适当增加锻炼了。民谚曰："冬天动一动，少闹一场病；冬天懒一懒，多喝药一碗。"这说明了冬季锻炼的重要性。但小寒时节天气寒冷，还是要注意防寒保温，减少户外活动。

5. 精神调控

小寒时节，人的情绪易处于低落状态，因此，要注重精神调养。此时的精神调养应着眼于"藏"，即要保持精神安静，防止季节性情感失调症。改变低落情绪的较好方法是多晒太阳，同时加强体育锻炼，尽量避免紧张、易怒、抑郁等情绪的发生。

小寒经络养生

1. 未病先防

（1）小寒温补肾阳

小寒为一年当中最冷的时候，冬至一阳生，已经开始为这一天做准备了，如果您没有按照之前的建议补阳气、微微升阳气，此时天气最冷时，身体为了抗寒就会需要很多的阳气，如果本身阳虚的话，阳气大量浮于外，身体内里的阳气虚，这对于病重的人来说非常危险，此时当固肾阳。

中医讲究适度原则，微微升散时帮助升散，大量升浮时，则需要收敛固护。小寒时节温补肾阳，可以艾灸腰阳关、肾俞、命门三个穴位。腰阳关，属督脉，为腰部阳气的关口，别名脊阳关、背阳关。在腰部，当后正中线上，第四腰椎棘突下凹陷中。肾俞，为肾经的背俞穴，艾灸肾俞可补肾中阳气。命门，门则可开可关，阀门也。命门位于第二腰椎棘突下凹陷。

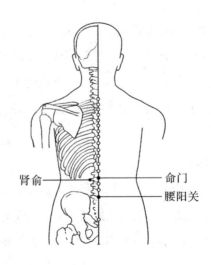

（2）按摩养肾疗法

按摩疗法是冬季养肾的一种很不错的方法。这里给大家推荐两种按摩养肾的疗法：一是搓擦腰眼。两手搓热后紧按腰部，用力搓 30 次。所谓"腰为肾之府"，搓擦腰眼可疏通筋脉，增强肾脏功能。二是揉按关元。两手搓热，按于关元穴上，按摩 30 ~ 50 次。关元，位于前正中线上，脐下 3 寸，属任脉腧穴。常用这种方法，可增强人体的免疫功能，起到强肾固本，延年

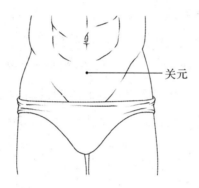

关元

益寿的作用。

（3）避免紧张抑郁，按揉膻中理气机

当遇到情志不畅的时候，可以按揉膻中穴来平复心情。膻中为气之大会，为心包经之募穴，可以调节人的情绪，消除不良情绪对人体气机的影响。总之，当我们感觉情绪压抑、心胸憋闷的时候，通过对膻中穴进行按摩，不仅可以

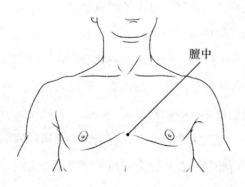

膻中

达到舒胸理气、消除憋闷的感觉，还可以对我们压抑紧张的情绪进行调节。

2. 已病防变

膻中妙用

膻中除调畅情志外还有很多作用，可调节免疫、调节心血管系统、调节自主神经等功能。

★膻中对心脏功能的调节

膻中、心包作为臣使之官，除了负责情绪的调节以外，对于心脏本身所发生的其他的病变，同样负有调节的功能。因为心是君主，所以一旦发生什么疾病，比如说心慌、心悸等病症，不能够直接让君主去干什么，我们可以通过对心的近臣——心包进行调节，通过心包的积极活动，来达到为君主祛除病邪的目的。

★膻中调节生殖系统

由于膻中穴位于两乳之间，是任脉的穴位。任脉具有调理人体生殖的功能，再加上膻中穴处于两乳头的中间部位，所以通过调理刺激膻中穴，就可以调理任脉气血，发挥调节人的生殖系统功能的作用。通过对人体生殖系统激素的调节，可以有效地刺激乳腺的发育，从而可以用于女性丰胸。

★膻中调节免疫、内分泌、自主神经系统

现代研究发现，膻中处于胸部的正中胸骨上，而胸骨下纵隔内有人体的大型淋巴免疫器官——胸腺。所以通过刺激膻中穴，可以间接地对胸腺的功能进行调节，可参加机体的细胞免疫活动，而点按该穴后可影响心血管神经的调节中枢，促进全身血液的重新分配，改善冠状血流量，还可以提高胸肺部的自主神经功能。现代医学也证实，刺激该穴可通过调节神经功能，扩张冠状血管及消化道内腔径，在临床上可用于呼吸系统病症（如咳嗽，支气管炎，胸膜炎等）、消化系统病症（如呃逆，呕吐，食管炎等）、心血管系统病症（如心绞痛，心悸，心肌缺血缺氧等）以及产后缺乳等病症的治疗。

我们平时常按膻中穴也有很好的保健作用。心脏不适时，有呼吸困难、心跳加快、头晕目眩等症状，此时按一按膻中，可以提高心脏工作能力，使症状缓解；工作、生活压力大，难免烦躁生闷气，按一按膻中就可使气机顺畅、烦恼减轻。

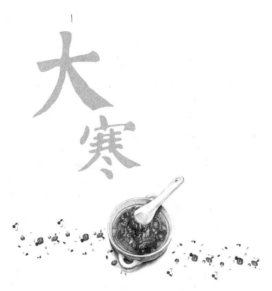

大寒宜三九灸

大寒物语

大寒是二十四节气中最后一个节气，每年 1 月 20 日前后太阳到达黄经 300° 时为大寒，过了大寒又立春，即迎来新一年的节气轮回。大寒，是天气寒冷到极点的意思。在《授时通考·天时》中引《三礼义宗》："大寒为中者，上形于小寒，故谓之大……寒气之逆极，故谓大寒。"

我国古代将大寒分为三候："一候鸡始乳，二候鸷鸟厉疾，三候水泽腹坚。"

一候鸡始乳：鸡，水畜也，得阳气而卵育，故云乳。大寒时主生殖繁衍的肾气强盛，母鸡开始孵育小鸡。

二候鸷鸟厉疾：鸷鸟，鹰隼之属，杀气盛极，故猛厉迅疾而善于击也。鹰隼在天空徘徊，狩猎找食，以度寒冬。

三候水泽腹坚：阳气未达，东风未至，故水泽正结而坚。此时寒冷已极，河川的水结冰直透水底，形成又厚又硬的冰层。

这时寒潮南下频繁，是中国部分地区一年中的最冷时期，风大，低温，地面积雪不化，呈现出冰天雪地、天寒地冻的严寒景象。民间也有句俗语说："小寒、大寒，冻如冰团。"这就是说自然界的温度在小寒、大寒这两个节气时是最低的，故有"数九寒天"的说法。

大寒节气对人体的影响

血压波动

大寒是一年中最冷的时节，在这样的一个节气里，我们要凝聚自己的阳气，深深地蛰伏起来，所以，这个时候也被称为"冬藏"的季节。大寒时节外界的温度很低，我们的身体里的血管也会收缩，回心血量增加，容易出现一些心脑血管的疾病。临床也见到过患者在春、夏、秋三季血压都很稳定，到了冬季就开始出现波动，伴随心慌、气短，头晕头痛、目眩的症状。在这种状况下，如果身体内阳气不足，那么血行的动力就会不足（中医里阳主动，是一种推动的力量。在现代医学当中，我们可以把阳气理解为血行的动力，在冬天，血管收缩，这种血行的动力受到的阻力也会加大，对人体的健康也会产生一定的影响）。所以在这个节气里非常适合艾灸来补充身体的阳气。

大寒养生原则

1. 防止寒从足底生

在北方，小寒、大寒是一年中最冷的节气，在南方，虽然最冷的小寒过去了，但大寒气温依然很低，稍不注意就可能生病。因此，预防寒冷侵袭至关重要，尤其是膝盖和双脚。俗话说"寒从脚起，冷从腿来"，人的腿脚一冷，全身皆冷。

2. 饮食养生

（1）进补多食粥

中医认为，最寒冷的季节是阴邪最盛之时，自然界与人体内的阳气皆虚，脾阳虚则食物运化困难，此时在饮食上要特别注意少吃黏硬生冷，要多摄取一些温热易消化的食物，以此抗寒、保养阳气。饮食上应首选温补类食物，比如鸡肉、羊肉、牛肉等，其次可选一些平补类的食物，比如莲子、芡实、苡仁、赤豆、大枣、银耳等。

冬季喝粥对身体是很有好处的，不但能起到保健作用，还可祛病养生。晨起服热粥，晚餐宜节食，以养胃气。特别是羊肉粥、八宝粥、糯米红枣百合粥、小米牛奶冰糖粥等最适宜。

（2）进补食物要逐渐减少

大寒进补的食物量应逐渐减少，多添加些具有升散性质的食物，以适应春天万物的升发。

由于寒冬腊月，人体的消化机能活跃，胃液分泌增多，酸度增强，食量增大，因此，人们饮食方面可适当增加蛋白质、氨基酸，对耐寒有一定帮助。动物内脏、瘦肉、鸡蛋、鱼等含有大量氨基酸，有利于人们冬季御寒。

（3）补充维生素及水分

冬季饮食要确保维生素尤其是维生素 C 的供给，较为适宜的食物有萝卜、土豆、菠菜等及各类水果。补钙也可避免心血管和肌肉受损。多吃一些坚果类食品，对于御寒有好处。此外，冬季气候干燥，一定要注意补充水分，多喝些水才有利健康。

3. 运动锻炼

俗话说"冬天动一动，少闹一场病"。冬季运动锻炼对养生有重要的意义。因此，冬季可以进行一些有氧运动，比如快走、慢跑、跳绳、踢毽子、打太极拳等，既运动了肢体，也加强了气血循环，全身四肢才能温暖。

在大寒节气里，气候一冷一热很容易感冒。冬天的早晨气温过低，也是心脑血管疾病的高发时段，所以如果要运动的话，最好等到太阳出来以后。

由于户外气温比室内低，人的韧带弹性和关节柔韧性相对不够灵活，为避免造成运动损伤，在运动前先要做一些热身准备，比如：慢跑、搓脸、拍打全身肌肉等。或者也可以双手抱拳，虎口相接，左右来回转动，这样不仅可以增加手指的灵活性，预防冻伤，还可预防感冒。

4.预防呼吸道传染病

冬季是呼吸道传染病的高发期，同时还要防止心肌梗死、脑梗死、肾衰、肺炎、低血压、冻伤、皮肤瘙痒、寒痹等。

大寒经络养生

未病先防与已病防变

三九灸

大寒时节进行艾灸，在古时候称为"三九灸"。三九天行艾灸疗法，能温阳益气、健脾补肾益肺、祛风散寒，起到通经活络止痛的功效。因此，建议大家抓住三九天时进行"三九灸"来加强和巩固三伏天灸的疗效。"三九灸"与"三伏灸"相配合，夏养三伏、冬补三九，能显著地提高人体免疫能力，其疗效相得益彰。

中医认为腹面为阴、背面为阳，而阳面又是人体主要的防卫性的肌肉主要附着的地方，如果这些肌肉过度紧张，会对我们内在的脏腑功能产生负面的影响。在这个季节用艾灸的方法，使这些肌肉舒张，对脏腑功能、骨骼关节来说也是一种辅助、维护和保护。对于艾灸，我们提倡冬至"一阳生"从足底灸起，到小寒的时候开始灸腰腹部、腰背部的穴位，如命门、肾俞。如果想让自己体内阳气更加充盈，使督脉阳气通畅，以防卫外部的寒凉气候对身体的负面影响，就要选择艾灸身体的背部。如何灸？有人说从下往上灸；有人说从上往下灸；还有人认为先灸膀胱经，再灸督脉；也有人认为灸督脉可以替灸膀胱经。哪一种灸法效果更好呢？不妨按照下面的顺序来进行艾灸。

①从冬至开始灸涌泉穴，"一阳生"，对于敏感型的人来说，灸到沿着小腿内侧到会阴再到脊柱部位出现温热感为宜。

②或者沿着足少阴经络循行的部位沿小腿内侧向上灸，灸到腘窝内侧，再往上，到达腰部后，灸腰部正中的命门以及两侧肾俞穴。命门旁 1.5 寸是肾俞，两穴都位于第二腰椎棘突下。第二腰椎棘突旁边、临近第三腰椎棘突处，是腰肌在腰椎上的附着点。

③紧接着，灸位于脊柱正中的脊中。

④再往上，灸大椎穴。低头，颈部最高起的部位下方就是大椎穴所在。我们的颈部肌群、斜方肌在此处有筋膜区，正附着在大椎所处的第七颈椎棘突上，在此处艾灸，可以使整个颈肩部的肌肉放松。

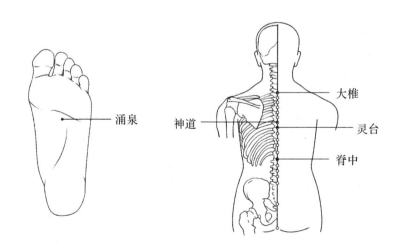

涌泉

神道

大椎

灵台

脊中

足少阴肾经

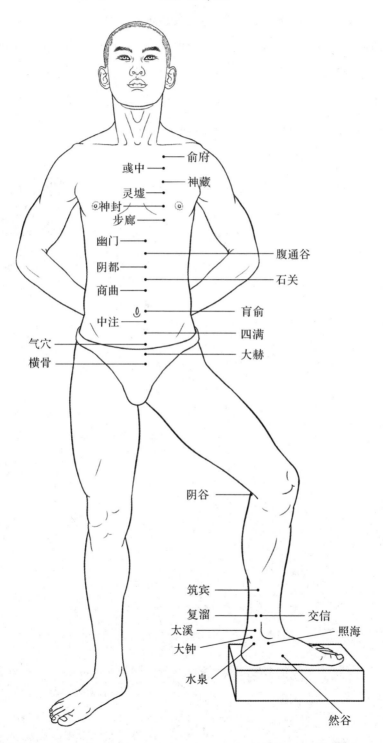

总而言之，从涌泉起灸，向上，有灸感向上传则佳；若无，则从太溪向上灸至阴谷，再向上灸命门、肾俞、脊中、大椎。按这种路线灸，能使整个身体通透舒畅、气血通畅。对于有心动过缓、肢冷怕凉、易于疲劳的人群，可以加上灵台、神道，从下往上灸，热力从下向上发散、渗透，各个脏腑、人体躯干部肌肉就能得到放松，阳气也能得到很好的保卫。

扫码看讲座
大寒

图书在版编目（CIP）数据

跟程博士学二十四节气穴位养生经 / 程凯著 . — 成都：四川科学技术出版社，
2018.12

ISBN 978-7-5364-9111-3

I. ①跟… II. ①程… III. ①穴位按压疗法 IV. ① R245.9

中国版本图书馆 CIP 数据核字 (2018) 第 284586 号

跟程博士学二十四节气穴位养生经

GEN CHENGBOSHI XUE ERSHISIJIEQI XUEWEI YANGSHENGJING

程凯　著

选题产品策划生产机构 | 北京长江新世纪文化传媒有限公司
选题策划 | 金丽红　黎　波　安波舜
责任编辑 | 王赛男　李迎军　　　装帧设计 | 郭　璐　　　　媒体运营 | 洪振宇
法律顾问 | 张艳萍　　　　　内文制作 | 张景莹　　　责任印制 | 张志杰　王会利
内文插画 | 睿达点石插画
总 发 行 | 北京长江新世纪文化传媒有限公司
电　　话 | 010-58678881　　　　传　　真 | 010-58677346
地　　址 | 北京市朝阳区曙光西里甲 6 号时间国际大厦 A 座 1905 室　　邮　　编 | 100028

出　　版 | 四川科学技术出版社
地　　址 | 成都市槐树街 2 号　　　　　邮　　编 | 610031
印　　刷 | 三河市百盛印装有限公司
开　　本 | 700 毫米 ×1000 毫米　　1/16　　　印　　张 | 13.75
版　　次 | 2019 年 1 月第 1 版　　　　印　　次 | 2019 年 1 月第 1 次印刷
字　　数 | 200 千字
定　　价 | 39.00 元

盗版必究（举报电话：010-58678881 ）
（图书如出现印装质量问题，请与选题产品策划生产机构联系调换）